做自己的家庭医生
——常见症状简易外治法

U0199540

主　编 颜　芳　李颖文

副主编 张继福　陈　璐　许　菲　刘　宇

编　委 孙　健　方怀颖　李蕴淇　陈佳彬　郑旭荭　徐梦艺　闵晓莉　王　谦

黎奕房　江　维　庄义杰　谭其琛　陈敏军　范玉珍　梁铭昭　苏惠梅

张华英　廖钦贤　李健华　粟　磊　梅　蕾　廖伯胜　严颖雯　韩　彦

人民卫生出版社
·北京·

图书在版编目（CIP）数据

做自己的家庭医生：常见症状简易外治法 / 颜芳，
李颖文主编 . —北京：人民卫生出版社，2021.12
ISBN 978-7-117-31196-0

Ⅰ. ①做… Ⅱ. ①颜… ②李… Ⅲ. ①常见病—外治
法 Ⅳ. ①R244

中国版本图书馆 CIP 数据核字（2021）第 237384 号

人卫智网	www.ipmph.com	医学教育、学术、考试、健康， 购书智慧智能综合服务平台
人卫官网	www.pmph.com	人卫官方资讯发布平台

做自己的家庭医生——常见症状简易外治法
Zuo Ziji de Jiating Yisheng —— Changjian Zhengzhuang Jianyi Waizhifa

主　　编：颜　芳　李颖文
出版发行：人民卫生出版社（中继线 010-59780011）
地　　址：北京市朝阳区潘家园南里 19 号
邮　　编：100021
E - mail：pmph @ pmph.com
购书热线：010-59787592　010-59787584　010-65264830
印　　刷：北京汇林印务有限公司
经　　销：新华书店
开　　本：710×1000　1/16　印张：20
字　　数：268 千字
版　　次：2021 年 12 月第 1 版
印　　次：2022 年 2 月第 1 次印刷
标准书号：ISBN 978-7-117-31196-0
定　　价：88.00 元

打击盗版举报电话：010-59787491　E-mail：WQ @ pmph.com
质量问题联系电话：010-59787234　E-mail：zhiliang @ pmph.com

序　言

当李颖文主任把《做自己的家庭医生——常见症状简易外治法》的书稿放在我的案头时，我由衷地高兴！

从以治疗为中心向以健康为中心，把生命和健康作为第一考量，已经成为全球的共识。而随着我国第十四个五年规划和 2035 年远景目标的制定，"坚持预防为主的方针，深入实施健康中国行动……为人民提供全方位全周期健康服务"再一次成为健康领域的国家战略。广东省中医院数十年的快速发展，得益于始终坚持"以患者为中心"的医院发展理念。这种理念又实实在在根植于全院员工在完成日常诊疗工作的同时，对老百姓提供的创新、贴心服务中。"通过教会大家简便实用的家庭健康处理方法，让老百姓少生病、晚生病和少去医院"，这本科普书籍的出版无疑正是这种理念和初心的最好呈现。

本书的两位联合主编是我们医院青年中医师中的佼佼者。颜芳主任是医院探索示范型科室中医经典科的负责人，10 余年来探索形成的中医药传承创新模式已经被国家认可并向全国推广。他利用"互联网"助力中医服务新模式更是受到老百姓的喜欢，拥有了 70 个群、4 万多中医粉丝的规模效应。他所出版的科普书籍《颜帅点灯说养生》听说已经有了首印 24 小时销售一空，目前已印刷 4 次的优异成绩。李颖文主任是广东省中医院芳村医院传统疗法中心的青年骨干，也是该中心医生中疗法精湛、疗效显著、粉丝如潮的佼佼者。多年来得益于医院所举办的"杏林寻宝"活动，可以遍访名家，拓展视野，不断探索，先后师从符文彬、左常波、齐永、李树森等国内名家，熟练掌握了包括董氏奇穴、微络放血、解结针法及脐针疗法、长桑君脉法等各种极具特色和优势的中医疗法，对于亚健康状态、代谢综合征、高血压、妇科盆腔痛及孕前孕后调理、乳腺增生、难治性头痛及颈椎腰腿痛等疾病的治疗有着独到的经验，在老百姓口中有着很好的口碑。两位主编的精诚合作使我对本书的质量和实用性、受欢迎程度有着极大的信心。

本书的编写和普通疗法类科普书籍相比极具特点：

一是，阅读和学习门槛低。两位主编把经典中医相对古奥的理论通过浅显易懂的文字转化为了老百姓很容易接受的养生知识，再结合图文并茂的表述方式，即使读者在没有医学的背景下，也能轻易读懂，理解其原理和精髓。

二是，实用性极强。这是一本直接落地家庭的疗法实践"工具书"，所以在行文上相对重实践，轻理论，直接告诉老百姓什么是"刮痧""拔罐""艾灸""点穴拨筋""刺络放血"。在家中遇到发热、头痛、咽痛等常见问题比较轻时如何按图索骥，快速自我初步处理，可谓是直接切中家庭健康的痛点，极具家庭实用性。

三是，有图有视频有真相，可查可实践可跟踪。本书不仅在行文上图文并茂，还十分贴心地以二维码形式提供对应操作的视频演示，方便读者有样学样，依葫芦画瓢，避免理解和操作误读。不仅如此，两位主编还专门建立了微信跟踪专群，对将来购买本书的粉丝提供全程的跟踪服务，实时解答大家学习实践过程中的各种疑问，可谓十分用心和贴心。当然，这些自我保健处理方法不能完全替代医院对疾病的诊治，读者在使用中有疑问可以通过咨询专业人员而适当使用。

"坚守初心，牢记使命"。通过这本书籍的撰写和推广，我看到了广东省中医院年轻中医团队的用心和努力。我希望这不仅仅只是一本书，更是一个养生书籍系列的开始。唯有坚持不懈地去宣讲，去传播，真正让老百姓领悟学习到养生的重要性、调整生活方式的重要性，从而开始相信中医，追随中医，我们才能让每一个老百姓更实实在在地从祖国医学中受益，也才能更早日实现"健康中国"的伟大目标。

　　在此也祝愿每一位有缘的读者开卷有益，身心安康，阖家幸福！

广东省中医院　杨志敏

2021 年 11 月

前　言

随着时代的发展，现代生活水平的提高，人民群众的健康需求日益增长和多元化，获取医学知识的渠道也越来越广泛，很多人在身体出现一些疾病信号或不适症状后，都或多或少会寻找一些办法进行干预和处理。但如果判断失误或处理不当，很大可能会对自己的健康造成损害。

作为拥有10多年临床经验、接触过数万名患者、治疗过多类疾病的中医师，我们发现，祖先留下的传统中医外治法在处理现代人的疾病时，依然"手"到病除，大放光彩。我们在感叹中医智慧的同时，也一直在思考：中医外治法既然能帮助这些患者解决他们生活中的常见病，那么是否可以推广开来，让更多老百姓在面对不适症状时，即使没有全面的医学知识，也能轻松学会正确判断、合理处理、有效干预呢？有没有哪些简单易学、安全有效的办法能让老百姓轻松掌握、容易上手呢？

基于此，我们从近200种的中医外治法里，精心挑选出老百姓最经常接触、临床运用最广泛、最适合家庭使用的5种外治法，梳理日常生活中比较常见的24种病症进行分类讲解。家庭外治法具有方法易学易懂、操作简单易行、安全性高、疗效肯定等特色优势，在传统医学中占有举足轻重的地位，也是中国自古相传的中医治病及养生方法。我们力求用简单的语言让每一位读者都能看懂、弄通、学会，创造出"小手法、大功效"的神奇疗效，让更多的老百姓能成为自己、家人、朋友的健康守护者。

本书分上、下两篇。上篇介绍了刮痧、艾灸、拔罐、点穴拨筋、血糖笔点刺放血5种简单、安全、有效的外治法，讲解了工具选择、疗法分类、操作步骤、注意事项、禁忌证、不良反应处理等。下篇介绍了发热、头痛、咽痛、咳嗽、失眠、胸闷、心悸、牙痛、肩痛、颈痛、腰痛、足跟痛等24种家庭常见症状、自我辨识、分类巧治，并配有简易取穴图片，方便大家学习。本书注重从基本方案入手，居家但见症状即可使用，在对症治疗基础上区分虚证、实证，在易学易懂基础上又融入了中医辨证思路，既适合普通老百姓，对中医爱好者或西学中医务人员也有一定的指导意义。

上善若水，厚德载物。人民群众对健康的向往，就是我们努力的方向。本书的出版，有幸得到了杨志敏教授、符文彬教授、孙健教授的悉心指导和大力支持，同时得到了广东省中医院芳村医院中医经典病房和传统疗法中心各位同事们的倾情帮助，特此表示衷心感谢！同时感谢张继福、陈璐、许菲、刘宇在文字整理的付出；感谢方怀颖、白琳琳、李钦琪在图片及视频整理的帮助。书本所有图片、视频均由广州市素问健康管理咨询有限公司制作，在此表示衷心感谢。

由于本书内容丰富，编写时间仓促，书中存在疏漏或错误之处，敬请读者提出宝贵意见。

本书编委会

2020 年 10 月·广州

目　录

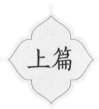

上篇

安全有效的家庭外治五法

第一章　　　跟我学刮痧 / 6

第二章　　　跟我学艾灸 / 13

第三章　　　跟我学拔罐 / 19

第四章　　　跟我学点穴拨筋 / 22

第五章　　　跟我学点刺放血 / 24

第六章　　　家用简易取穴小技巧 / 27

小痛小病自我对症处理

第七章	发热 / 32	第十九章	胃痛 / 179
第八章	头痛 / 43	第二十章	呃逆 / 193
第九章	咽痛 / 61	第二十一章	腹痛 / 205
第十章	感冒 / 71	第二十二章	腹泻 / 216
第十一章	咳嗽 / 83	第二十三章	便秘 / 227
第十二章	声音沙哑 / 96	第二十四章	呕吐 / 238
第十三章	鼻塞 / 109	第二十五章	痛经 / 248
第十四章	眩晕 / 116	第二十六章	牙痛 / 258
第十五章	失眠 / 128	第二十七章	肩痛 / 269
第十六章	郁证 / 142	第二十八章	颈痛 / 279
第十七章	胸闷 / 154	第二十九章	腰痛 / 290
第十八章	心悸 / 167	第三十章	足跟痛 / 300

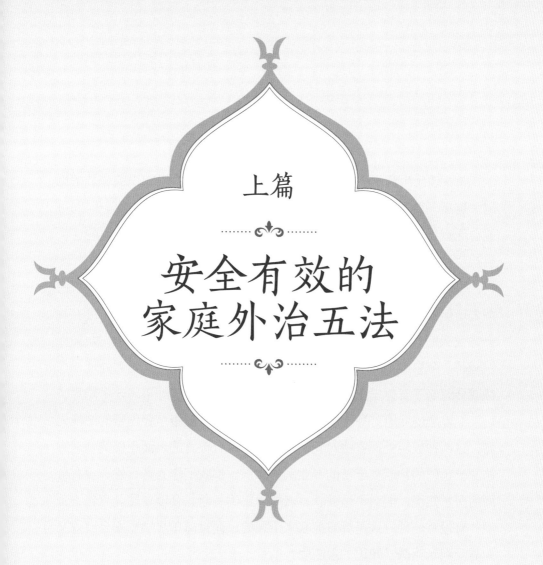

上篇

安全有效的
家庭外治五法

随着现代生活水平的提高，网络越来越发达，医学知识的普及率也越来越高。很多朋友在觉察到自身出现了一些不适症状后，第一时间可能会无意识地利用自己的经验和医学知识"自我诊断"，给出现的这个症状"找"一个病因及病名。

如果你的判断是正确的，及时就医、有效干预，不适的症状会很快消失。但如果你的判断失误，"高估"了不适症状带来的影响，可能就会导致人心理上的焦虑，甚至会出现过度的医疗干预。当然，如果你"小看"了这个症状背后的病因，认为它的出现很正常，无需处理，往往就会忽略了身体发出的这个健康预警信号，为疾病埋下了一个隐患。

不管是过度地对身体进行医疗干预，还是对健康预警信号的熟视无睹，这两种极端处理方法对我们的健康都是有损害的。而正确的处理方法源于正确的判断及丰富的专业医学知识。那我们作为老百姓，没有全面的医学知识，面对不适症状，该如何正确判断、合理处理、有效干预呢？有没有一种方法是针对症状来干预的，而且简单易学、安全有效又无需受到专业医学知识的限制呢？

答案是有的。它不仅仅经历了数千年的历史验证安全有效，在民间广为流传，是中华医学的瑰宝，而且它操作简单、轻松易学，不管是家庭常见病还是各种疑难杂症，都能手到擒来，立竿见影。也接受了现代医学的检验，成为一个单独的临床学科，广受现代人的青睐。它就是中医外治法。

外治这一名词的出现由来已久，早在《素问·至真要大论》便有

"内者内治，外者外治"的说法，其后历代医家著作中多有涉及。至清中叶，《急救广生集·德生堂外治秘方》《理瀹骈文·外治医说》相继刊行，至此外治理论趋向成熟，中医外治的发展也达到一个鼎盛时期。

中医外治疗效独特、作用迅速、历史悠久，具有简、便、廉、验等特点，包括针灸、按摩、熏洗、针刀、敷贴、膏药、脐疗、足疗、耳穴疗法等百余种方法。其治疗范围遍及内、外、妇、儿、骨伤、皮肤、五官、肛肠等科，与内治法相比，具有"殊途同归，异曲同工"之妙，对"不肯服药之人，不能服药之症"，尤其对危重病症，更能显示出其治疗之独特，故有"良丁（高明的医生）不废外治"之说。

十余年的中医临床工作中，接触了数万名患者，涉及病种很广泛，也很杂乱，比如有中风偏瘫后遗症、面瘫、失眠、抑郁、焦虑等神经系统疾病，有颈、肩、腰、腿关节等各类痛症，有慢性胃炎、结肠炎等消化系统疾病，还有肥胖、青春痘、过敏性鼻炎、哮喘、牙痛、咽痛、痛经等各类杂病。俗话说，实践出真知，这句话说的一点儿都没错。老祖宗留下的这些很常见的传统中医外治法在处理现代人的疾病时，依然"手"到病除，大放光彩，时时为你展现它的神奇疗效，所谓四两拨千斤，效果出其不意，让人惊奇。

中医外治法有其特殊性，它是人为对身体造成应激的行为。为了观察临床疗效，我们对接诊的每一位患者进行随访工作，在每次接诊并给予治疗之后，会把微信及电话号码写在病例上交还给患者，嘱咐患者在治疗后如出现任何不适感均可随时和我们联系，并建立了微信群。

也许有人说不怕患者频频打扰吗？事实上坚持了那么多年，他们给了我们很多的惊喜。除了经常在节假日收到他们的祝福信息之外，更多的是他们自己从门诊体验过中医外治法的疗效后，主动介绍给身边的人，甚至会在自己遇到一些常见疾病的时候主动过来发信息询问："今天头痛了，我可以自己做些什么治疗吗？""孩子发烧了，我可以用哪些穴位刮痧吗？""饭后有点胃胀，可以艾灸一下哪些穴位吗？"……

一些群友在群里会默默地记录并学习一些常见疾病的外治处理方法，并自我总结、尝试。他们会发信息来问："这几天加班失眠了，我可以用家里人的血糖笔在耳尖放点血吗？""孩子今天痛经很厉害，在外地，可以给她按压小腿肚子吗？""腰部少许酸痛，能在局部拔一下真空罐吗？"……

每每这时，我们在感叹中医智慧的同时，耐心问诊并给予指导，得到的回复除了感谢之外，基本都是症状的明显改善的好消息。很多群友在群里默默地看着，自己学习并总结规律，有时候会突然分享自己用中医外治法自我尝试或者帮助家人处理一些常见病的经历及效果，其他群友纷纷点赞。这样的例子有了一个，就会有第二个，逐渐地出现第三个、第四个甚至更多……几年时间积累下来，很多群友已经是中医外治法的"高手"了，她们不仅仅自己学习，并可以在群里用自己的体会及实践经验来指导其他群友。看着他们一个个的成长起来，能很灵活地运用中医外治法为自己为家人的健康保健护航，作为医生，我们真的感到无比的欣慰。这是我们当初决定做患者随访工作时没想到的。

在欣喜之外，我们也深深地意识到：中医外治法既然能帮助这些患者解决他们生活中家庭常见病，那是否可以推广开来，让更多人受益？

从患者及中医爱好者多年的反馈总结出家庭外治法的几大特色优势：

1. 方法易学易懂　没有医学基础的患者按照书中操作步骤或一经指导均可正确使用。

2. 操作简单易行　不需要很多的医用工具，一双手、一个铜钱、一只瓷汤勺、一块刮痧板均可作为我们的操作工具。

3. 安全性高，无不良反应　家庭外治法的干预更多的是通过外部的干预让邪有出路或调动身体的自我修复功能，所以基本没有不良反应，老百姓可按照书本的指引放心使用。

4. 疗效肯定　我们有十多年的临床经验，同时有指导患者自行操作的经验五年多。本书列举的家庭外治法均经临床验证，有效性高。

5. 掌握家庭外治法可以让人树立信心，改善焦虑状态，对身体出现的症状有基本的判断能力，对小病小痛不再慌张。特别是一些专职带孩子的妈妈们，遇到孩子普通低热、感冒、腹痛、便秘都可轻松解决。

中医外治法刮痧、艾灸、点穴等在传统医学中占有举足轻重的地位，也是中国自古相传的中医治病及养生方法，几千年来口碑相传，在民间本身就有很好的传播基础。不管是头痛、上火咽痛，还是胃痛、失眠这些家庭常见症状，还是中暑急救，正确使用中医外治法都可以创造"小手法、大功效"的疗效。我们觉得每家每户都应该要懂得一些简单的如刮痧、艾灸、穴位点按等中医外治干预治疗，为自己及家人的健康保驾护航。

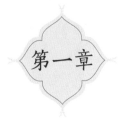

跟我学刮痧

刮痧是中医药治疗方法中的"砭法"，是通过刮痧工具借助一定的介质在体表或穴位上行反复刮动、摩擦，使皮肤"出痧"的一种常用外治法。刮痧具有疏通经络、活血化瘀、调畅气机的作用。

一、常用的刮痧板

刮痧板的选择有很多，如砭石、水牛角类、玉石类、陶瓷类、铜类等。该如何选择呢？根据中国传统医学的研究，以砭石最好，纯牛角、玉、石次之，瓷片亦好，塑料不宜。如果应急要用，家里或身边没有刮痧板，大家可以使用硬币、陶汤匙等，但要保证所选物品边缘一定是比较圆滑的，一方面是为了保护皮肤不受器具的伤害，另一方面是便于操作部位出痧。如果用于保健，需要经常使用或者长期使用的，建议大家常备一块砭石类或牛角类的刮痧板。

1. 牛角类刮痧板

牛角刮痧板是民间传统最好的刮痧器具。所用的材质有水牛角、黄牛角、牦牛角、绵羊角等，其中以水牛角刮痧板的使用最为广泛。天然水牛角，对人体肌表无毒性刺激和化学不良反应，而且水牛角本身是一种中药，具有发散行气、活血消肿、清热解毒、凉血定惊的作用，非常适合用在发热、惊厥、痤疮、湿疹等疾病。

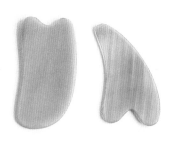

牛角材质刮痧板

那该如何选购一个优质的牛角刮痧板呢?

我们可以从以下 5 点来判定。

（1）看刮痧板的纹路，每块牛角刮痧板身上一般都会有独一无二的天然而清晰的纹理。

（2）用鼻子闻刮痧板，天然的牛角一般都会保留有牛角特有的淡淡的腥味，一闻便知真假（如遇热水，腥味会浓烈些）。

（3）用刀具切一小块来烧，发出烧焦头发般臭味的是真牛角刮痧板，反之不是。

（4）用手拿捏刮痧板，真的水牛角材质的手感舒适冰凉，并且梳体较沉重，有实感。

（5）用刮痧板与头发摩擦，真牛角刮痧板不会起静电，不会吸附头发。

2. 玉石类刮痧板

玉石含有人体所需的多种微量元素，有滋阴清热、养神宁志、健身祛病的作用。玉质刮痧板有助于行气活血、疏通经络而没有副作用。有条件的患者家里可常备玉石类刮痧板，适合用于长期保健和治疗失眠、烦躁、慢性疾病等。

如何辨别玉石刮痧板呢？

（1）看：主要看晶体透明度，真玉透明度较强，油脂光泽。

（2）听：真玉声音清脆，反之声音闷哑。

（3）划：真玉从玻璃上划过，玻璃上留下划痕，而玉石本身则丝毫无损。

3. 砭石类刮痧板

砭石刮痧板的砭石具有特殊的能量场，其中含有对人体有益的各种微量元素和矿物质达50多种，并且可发出范围为7~20微米的远红外射线，每摩擦人体一次就产生有益于身体健康的超声波脉冲。砭石刮痧板刮痧效果尤其好，具有疏通经络、清热排毒、软坚散结，使局部皮肤增温的作用。其用于妇科疾病、消化系统疾病、各类痛症、甲状腺结节等疾病。

现在市面上的砭石刮痧板多种多样，让人眼花缭乱，如何判断砭石刮痧板的真假呢？

（1）看是否有检测报告。真的砭石产品会有企业商标或者权威机构

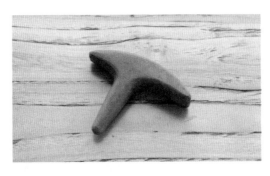

砭石刮痧板

的检测结果，而假的砭石产品没有检测报告。

（2）仔细观察砭石的颜色。决定砭石颜色主要是含铜或铁的多少，很多商家借此炒作砭石产品的颜色，用以混淆视听，以次充好，以假乱真。

（3）听敲击砭石的声音。真的声音清脆，反之声音闷哑。

（4）简单测试。真的砭石从玻璃上划过，玻璃上留下划痕，而砭石本身则不出现任何损坏。

4. 其他刮痧工具

铜钱、银元、瓷汤勺这些都是平常百姓家的用品，来源相当简单。民间很多老人就是手边有什么拿起什么刮。比如出现得较早的刮痧工具则是铜钱，通常都是用铜钱蘸水便刮起来。所以当应急，在家里或者外面没有专用刮痧工具的时候，就可以选用上述用品代替，以出痧为度。

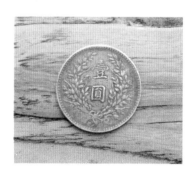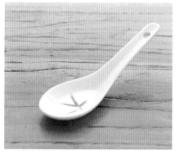

银元刮痧工具　　　　　　　　陶瓷勺子刮痧工具

二、刮痧油的选择

1. 液体类

植物油（如芝麻油、茶籽油、花生油、橄榄油）、药油（如万花油、跌打损伤油、红花油）等，不仅可防止刮痧板划伤皮肤，还可起到滋润皮肤、开泄毛孔、活血行气的作用。另外，我们还可以根据病情选用具有清热解毒、活血化瘀、通络止痛等作用的中草药，煎成药液。

2. 乳膏类

质地细腻的膏状物质，如凡士林、润肤霜、蛇油、扶他林乳膏等，亦可将具有活血化瘀、通络止痛、芳香开窍等作用的中药提取物制成乳膏剂使用。

在家里如遇急症，可临时用香油、食用油、红花油、润肤霜来作为刮痧介质。但是长期保健刮痧建议选择优质的刮痧专用油，以免堵塞毛孔，阻碍机体皮肤新陈代谢。

选取刮痧油的要点

（1）闻味道。好的刮痧油气味应该是比较清新或者带有淡淡植物本身的清香。

（2）涂抹试验。易吸收，发热快。将刮痧油均匀涂在皮肤上，很快会渗透进皮肤，而不是油油地浮在皮肤表面。

（3）看刮拭是否会发热。用刮痧板刮拭，好的刮痧油，很快就会感到皮肤发热了。

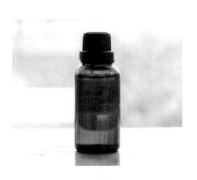

刮痧油

（4）良好的润滑性。好的刮痧油只需3~5滴，可长时间保持润滑性，并且内含的有效成分可以活血化瘀、促进血液循环。

三、操作步骤

1. 准备好刮痧油和刮痧板、纸巾等用具。

2. 整理衣服，充分暴露刮痧部位，选好姿势：如颈

ER1-
刮痧·小腿胃经

项部刮痧，就要坐着，把衣领外翻；如腰部刮痧，就要躺着。

3. 在皮肤上均匀涂上刮痧油等介质。

4. 用手持拿刮痧工具，轻轻向下顺刮或从内向外反复刮动，逐渐加重用力，刮时要沿同一方向刮，力量要求柔和均匀，应用腕力，一般刮 10~20 次，以出现紫色红斑点或斑块为度。

5. 刮痧期间，遇到特别疼痛的筋结点，需重点刮拭。

6. 刮痧后饮用温开水或姜茶、艾叶水，以助机体排毒驱邪。

四、注意事项

1. 室内空气要流通，但应注意保暖，勿使患者感受风寒。

2. 患者体位要根据病情而定，一般有仰卧、俯卧、仰靠、俯靠等，以患者舒适为度。

3. 凡刮治部位的皮肤有溃烂、损伤、炎症等，均不宜采用本法。

4. 刮拭前仔细检查刮痧工具边缘是否圆滑，有无破损，以免刮伤皮肤。

5. 掌握好刮痧手法轻重，由上而下顺刮，并时时蘸植物油或清水保持肌肤润滑，不能干刮，以免刮伤皮肤。

6. 刮痧时应注意病情的变化，如病情不减，反而更加不适，应立即前往医院诊治。

7. 刮痧后 1~2 天局部出现轻微疼痛、痒感等属正常现象，不宜用手指去抓或挠，一般 1~2 天可自行缓解。

8. 刮完后，擦净油渍，避风寒，忌冷水洗澡，忌食生冷、油腻、刺激食品。

9. 不要在过于饥饿、过于饱胀、过度疲劳及紧张的情况下刮痧。如在刮痧过程中出现头晕、恶心、乏力等症状，要立即停止，平躺喝温水或淡盐水，艾灸神阙，一般可自行缓解。可观察血压、心率情况，如症状未见明显缓解需及时前往医院诊治。

五、禁忌证

1. 有出血倾向的疾病，如重症贫血、再生障碍性贫血、血友病、白血病、血小板减少及有凝血功能障碍者禁止刮痧。
2. 体表有溃烂、创伤或皮肤过度过敏、皮肤划痕、紫癜患者禁止刮痧。
3. 血糖控制欠佳、极度虚弱的患者，及孕妇不宜刮痧。
4. 严重心力衰竭、肾衰竭、肝硬化腹水及全身高度浮肿者禁止刮痧。

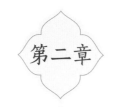

跟我学艾灸

　　艾灸是以用艾叶为主要材料制成的艾炷或艾条，点燃以后，在体表穴位或特定部位进行熏灼，以激发正气，防治疾病的一种方法。

　　艾叶，是一味性温的药物，具有疏散风寒、温经通络、扶阳固表的功能。现代医学表明艾叶具有抗菌、抗凝、止血、增加免疫的功效。

　　艾灸的适用范围非常广泛，在很多常见疾病的治疗与预防中都有很好的效果。例如风寒型的感冒、头痛、慢性鼻炎、支气管炎、痛经、月经不调以及消化系统疾病等，都可用艾灸配合治疗。

一、好艾的判断要点

1. **看颜色**　撕开艾条外面的包装，好的艾绒是金黄色的。黄暗色则含绒低，黄亮色含绒高。
2. **嗅气味**　存放时间短气味浓烈，存放时间长气味淡。
3. **触软硬**　好的艾条棒软硬适宜，不会扎手。用手捏住时，具有细腻柔软的感觉；挤压时会感觉柔软的艾条内部有松动。
4. **候火力**　火力温和不刺激，穿透力强。
5. **闻艾烟**　艾烟清淡微小，不呛鼻，不刺眼，艾味芬芳。

6. 辨艾灰 艾灰细腻，颜色灰白，凝固成型不易散落。

二、适合家庭使用艾灸疗法介绍

传统的艾灸有直接灸、间接灸、悬灸等，但艾灸过程中如果操作不当，容易烫伤皮肤产生瘢痕。现介绍几种适宜家庭保健且安全性能高、操作简单的方法。

ER2-
艾灸·神阙

1. 使用艾条悬灸

用手持点燃的艾条到特定部位，距离皮肤 3~4cm，以被灸者的温感作为标准，感觉适宜即可。在操作的时候可以将艾条上下移动（雀啄灸）、左右移动（回旋灸），也可以静止不动（温和灸）。家庭使用可以借助市面上的艾条固定架固定艾条。

2. 借助艾灸仪器

市面上艾灸仪器种类很多，如艾灸盒、艾灸罐、艾灸床等。艾灸盒或艾灸罐既保持了传统悬灸的效果，其杯身和杯底的链接还能有效防止艾灰掉落烫伤皮肤。而且，可通过调节艾条或艾炷插入艾灸罐或艾灸盒的深度，调控热力。借助艾灸仪器艾灸，其操作简单、安全性能高，比较适合家庭使用。

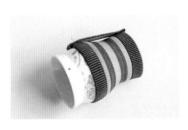

艾灸罐

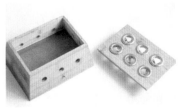

艾灸盒

3. 隔盐灸

隔盐灸是指用纯净干燥的食盐填平脐窝，上置大艾炷施灸的方法，一般灸 3~9 壮，但对急性病症则可多灸，不拘壮数。因本法只用于脐部，故又称神阙灸。隔盐灸有回阳、救逆、固脱之功，多用于急性寒性腹痛、吐泻、痢疾、小便不利、中风脱证等。

艾灸过程，穴区觉烫时，应及时取下艾炷，以免烫伤，对小儿患者，更应该格外注意。

4. 隔姜灸

隔姜灸有温中、祛寒、止呕、解表、发汗的功效，适用于家庭成员感受风邪引起的鼻塞、流涕、腹痛、泄泻、呕吐等症，还可用于容易受天气变化影响的关节痛、骨膜炎等。方法是：确定艾灸部位，用一块厚 0.2~0.3cm 生姜片，穿孔数个，把一大中艾炷点燃至尽，除灰烬，反复 5~9 壮至皮肤潮红（其间更换姜片），以皮肤红晕而不起疱为度。

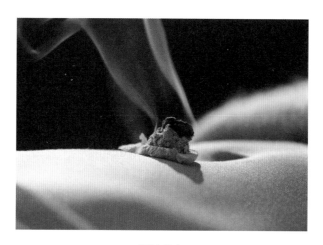

隔姜艾灸

三、注意事项

1. 艾灸时注意保暖，不要在空调房或大风口施灸，适当保持空气流通。
2. 灸前和施灸的整个疗程，不宜喝冷水，吃凉饭。
3. 艾灸后可适当喝热的生姜水或艾叶茶，不要急于用冷水洗手。建议 1 小时之后才洗热水澡。
4. 极度疲劳，过饥、过饱者不宜艾灸。
5. 凝血功能障碍、血糖控制欠佳的患者不宜艾灸。
6. 三岁以内婴幼儿及孕妇慎灸。
7. 每个部位艾灸时间控制在 15~20 分钟，时间不宜过长，火力不宜过大。切忌灸至大汗淋漓，微微出汗为宜，防止烫伤。如取穴少、灸感温和可延长时间，总时长控制在 40~60 分钟。

四、艾灸常见反应

1. 局部发麻及冒寒气

艾灸局部或者穴位后有部分人能感觉向外冒寒气或有发麻感，这是风邪外排或寒湿气外排现象，可继续艾灸直至发麻及冒寒气的感觉消失。

2. 局部皮肤现红白相间斑点

有部分人艾灸后出现皮肤潮红不均匀，潮红中间夹杂大小不一的浅白色斑点，有的甚至白色多红色少。这是由于局部经脉不通、风寒郁闭、气血运行不畅所致，可继续进行艾灸治疗，但热感不宜过高，以免灼伤局部皮肤，出现均匀的潮红、微微汗出为宜。

3. 局部皮肤有水汽

在艾灸过程中，穴位周围皮肤会出现水汽，手摸起来有潮润的感觉，表明体内水湿较重，用干毛巾擦干后可适当增加艾灸时间或疗程，灸至水汽逐渐减少。

4. 局部皮肤出现皮疹，发痒

如体内湿气较重，灸治过程艾灸局部皮肤或周围会出现小皮疹，并且发痒，这是体内湿气外排的表现，此种情况可继续施灸以观察局部皮疹情况。如果发痒难以忍受，可次日再灸，灸至痒感逐渐消失。

5. 局部刺痛感

有部分患者，艾灸过程感觉特别刺痛，但触摸局部皮肤肤温不高，局部发红感不明显，表明局部风寒郁闭明显，在排除局部肤温过高前提下，继续艾灸，刺痛感会逐渐减轻。

6. 局部出现水疱

有部分患者艾灸期间没有觉得明显刺痛和热感，但次日会发现局部有小水疱，这表明体内风寒湿邪透表过程，出现的小水疱一般不用处理，保持局部干燥，3～5天可自行吸收。大的水疱则需要在医生指导下处理，要挑破水疱，但不能把水疱的皮剪掉。局部消毒，避免伤口与衣服大力摩擦，保持伤口干净、干燥，不要沾水。

水疱处理过程：

（1）消毒。用碘伏消毒水疱处3遍，第1遍消毒范围至少覆盖以水疱为中心2cm的皮肤区域，第2遍消毒范围小于第1遍的范围，第3遍用干棉签将水疱周围的碘伏擦干，以便包扎。

（2）挑破。用消毒的三棱针或一次性注射针头，挑破水疱皮肤，将水缓慢从一侧挤出。

（3）再次用碘伏消毒2~3遍。

（4）上药包扎。消毒后用棉签蘸取适量烫伤膏涂于水疱的位置（如果水疱不大可不用外涂药膏），选择合适的敷料，小的水疱用创可贴，大的水疱用敷料贴。

（5）保持伤口干净、干燥，不要沾水，避免伤口与纱布大力摩擦。每天根据深处情况换药1~2次直至结痂；结痂后水疱处皮肤会有瘙痒的情况，是伤口愈合的正常现象，尽量不要搔抓，让痂自然脱落。

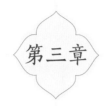

第三章

跟我学拔罐

拔罐是以罐为工具，利用燃火、抽气等方法产生负压，使之吸附于体表，以达到通经活络、行气活血、消肿止痛、祛风散寒等作用的疗法。拔罐疗法在中国有着悠久的历史，是常见的中医外治法之一。拔罐的适用范围很广，常见的有感冒、咳嗽、发烧、头痛、腹泻，颈肩腰腿疼痛、类风湿关节炎，月经不调、痛经，带状疱疹、荨麻疹、痤疮等均可配合拔罐治疗。

火罐除本身的吸附作用外，还有温通的作用，但酒精点火在日常家庭使用中存在一定的安全隐患，故家庭使用建议使用抽气罐。抽气罐的密封性好、携带方便、性能安全不需要接触火种、便于观察、操作方便，易于熟练掌握。

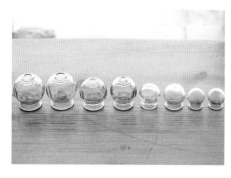

玻璃火罐

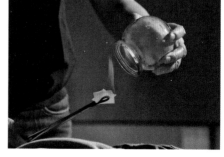

拔火罐

一、真空抽气罐步骤

选取大小合适的罐具及舒适的体位，将选好的罐具顶部活塞上提一下，以保证通气，将真空枪口轻轻套住罐具顶部活塞后，垂直快速提拉杆数次，至拔罐部位皮肤隆起，患者可耐受为度，罐具吸附于体表之后，将负压枪口左右轻轻旋动向后退下，轻按一下罐具活塞以防漏气。治疗结束时提一下罐顶活塞即可，每次治疗时间10分钟左右。

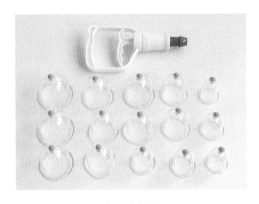

真空抽气罐

ER3-
拔罐·膀胱经

二、注意事项

1. 拔罐期间要注意保暖。
2. 拔罐后建议6小时后才洗澡，不宜洗冷水澡。
3. 拔罐时间宜控制在10～15分钟。
4. 拔罐出现水疱，小的水疱一般不用处理，保持局部干结，2～3天可自行吸收；大的水疱需要在医生指导下处理，以免感染。

三、禁忌证

1. 三岁以内小孩的皮肤比较娇嫩，不宜给小孩拔罐。

2. 凝血功能障碍、患有出血性疾病（如血友病、血小板减少、再生障碍性贫血等）的患者不适合使用拔罐。

3. 血糖控制欠佳的患者不宜拔罐，如因病情需要必须拔罐，时间则不宜超过 10 分钟。

4. 支气管扩张、肺气肿患者背部及胸前不宜拔罐。

5. 孕妇腹部不宜拔罐。

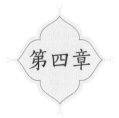

第四章

跟我学点穴拨筋

筋结，是动态活动产生生物力学作用的结果，这是不能避免的，所以我们身上会有筋结。很多软组织的疾病，比如颈椎病、肩周炎、肌筋膜炎、落枕、急性腰扭伤、骨质增生症、各种关节炎、腰肌劳损等，都是因为筋结病灶的存在而引起的，这些筋结病灶如果没有得到及时处理，还会引起一些内科的疾病，如胃肠功能紊乱、前列腺疾病、失眠、神经衰弱、痛经等。所以，善于寻找身上的筋结点进行点按拨筋，不但可以缓解软组织的疼痛，还可以预防一些内科疾病的发生。

点穴拨筋疗法是指对穴位或筋结进行点按及剥离的治疗方式，医生常用针灸及按摩推拿手法治疗，但这些方法专业性较强，不适合家庭使用。本书推荐借助一些特制的工具（比如点穴拨筋棒）来刺激穴位和筋结，一样可以达到疏通经络、松解筋膜的保健治疗作用。

一、工具

点穴拨筋棒有圆头及扁头两头。圆头可用来按压刺激穴位，而扁头适合用来对筋结进行拨离。

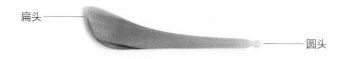

扁头 ——

—— 圆头

点穴拨筋棒

二、操作步骤

在疼痛部位及附近用手触摸，触摸到压痛明显的穴位或条索僵硬的筋结点，利用点穴拨筋棒的圆头端进行穴位点按，或用扁头端平行固定在筋结点上，用拨离的手法进行拨离 10～30 次。

ER4-
点穴拨筋·鱼际

三、注意事项

1. 点穴拨筋手法不宜过大，应在疼痛忍受范围内，以免造成二次损伤。

2. 拨筋后如果局部酸痛不适，无需处理，1～2天可自行缓解；如酸痛明显，可配合局部的温敷或艾灸。

3. 点穴拨筋要求会寻找对应的筋结点，如没有医学背景的患者很难掌握，不用灰心，大家"以痛为腧"用手指进行揉按，也起到一定的治疗和保健作用。

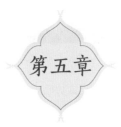

跟我学点刺放血

点刺放血是指在特定的体表部位，点刺出血，使瘀血流出，从而达到治疗疾病的方法，是中医外治法重要的方法之一。据临床观察，很多症状使用点刺放血后效果立竿见影、持续效果显著。对于急性头痛、高热等，点刺放血也起到积极的干预作用。

家庭使用放血疗法可借助血糖笔，但一定要注意使用前的消毒准备及采血针头使用后的丢弃。本书只推荐单纯的指腹及单个穴位的点刺放血，大面积的放血、瘀络的放血则不在本书的推荐学习之列，如需该类操作一定要前往正规医院寻找专业医生进行治疗！

一、血糖笔点刺放血操作步骤

1. 取下血糖笔笔帽，在血糖笔中插入采血针，直到完全固定为止。

2. 轻轻地转动采血针的保护盖并取下，重新套上血糖笔笔帽。

3. 有部分血糖笔需要调整扎针深度设定，可旋转扎针深度设定钮，滑动释放或压紧控制杆向后，直到发出咔嚓声为止。

4. 接着握住血糖笔，将笔帽正对着需要点刺的部位（压得越深，扎针深度越深）。

5. 按释放按钮，即可在需要点刺部位上刺出一滴血。

6. 指尖上的穴位或指腹点刺放血需要在点刺后用另一只手挤压出血，5~10滴为宜。

7. 躯干及四肢肌肉丰厚的地方可连续点刺2~3次，配合真空抽气罐一起使用。

8. 最后取下血糖笔采血针，将采血针头插入保护盖中，防止丢弃时扎伤别人。

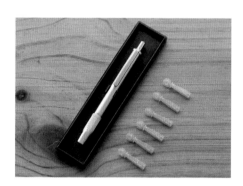

ER5-
放血·中指指腹

血糖笔

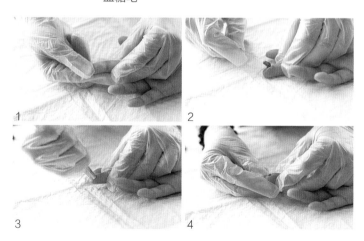

刺络放血
1.定位；2.消毒；3.点刺；4.挤血

二、注意事项

1. 本书推荐的血糖笔刺血方法，只限于单纯的指腹及单个穴位的点刺放血，大面积的放血、瘀络的放血等一定要前往正规医院寻找专业医生进行治疗。

2. 放血前严格碘伏消毒需要操作的穴位。

3. 建议放血 2 小时后才能沾水。

4. 最后取下的血糖笔采血针，注意一定要将针头插入保护盖中，防止丢弃时扎伤别人。

三、禁忌证

1. 凝血功能障碍、患有出血性疾病（如血友病、血小板减少、再生障碍性贫血等）者禁止使用。

2. 过度紧张、晕血的患者禁止使用。

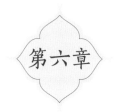

第六章

家用简易取穴小技巧

一、用好身体上的小量尺：同身寸

（一）手指比量法

手指比量法是在分布折寸的基础上，医者用患者手指比量取穴的方法，又称"指寸法。"一般包括以下几种：中指同身寸、拇指同身寸、直指同身寸和横指同身寸。

1. 中指同身寸　是以患者的中指中节屈曲时手指内侧两端横纹头之间的距离看作一寸，主要适用于四肢及脊背作横寸折算。

2. 拇指同身寸　是以患者拇指指关节的宽度作为一寸，主要适用于四肢部的直寸取穴。

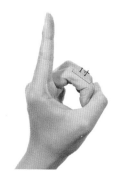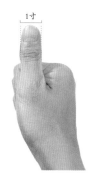

中指同身寸：1寸　　　　　拇指同身寸：1寸

3. 横指同身寸　也叫"一夫法"，是
　　让患者将示指、中指、无名指和
　　小指者四指并拢，以中指中节横
　　纹处为准，四指横量作为三寸。
　　主要适用于下肢、下腹部和背部
　　的横寸。

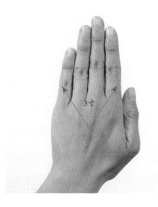

横指同身寸：3寸

使用手指比量法时，必须参照患者的
手指大小在骨度分寸的基础上来运用，既
不能连续采用本法选取某一个穴位，也不
能应用本法量取全身各部穴位，否则会因长短失度而影响取穴的准确
性，这些在定取穴位时一定要注意。

（二）骨度分寸法

骨度分寸法是以骨节为主要标志测量周身各部的大小、长短，并依
其比例折算尺寸作为定穴标准的方法。不论男女、老少、高矮、肥瘦都
是一样。如腕横纹至肘横纹作十二寸，剑突到肚脐作八寸，两乳头间作
四寸等。

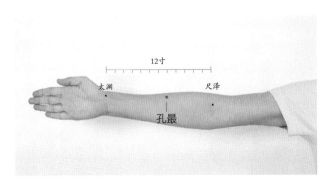

骨度分寸：12寸

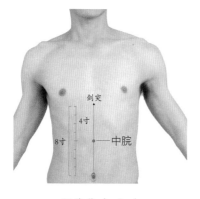

骨度分寸：8寸

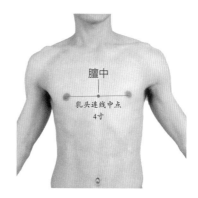

骨度分寸：4寸

二、巧用身体上的小标志：体表标志法

体表标志法可分为固定标志和活动标志两种。

固定标志是指各部由骨节和肌肉所形成的突起或凹陷、五官轮廓、发际、指（趾）甲、乳头、脐窝等。例如：于腓骨小头前下方定阳陵泉；三角肌止点部定臂臑；眉头定攒竹；两眉之中间定印堂；两乳头之中间定膻中等。

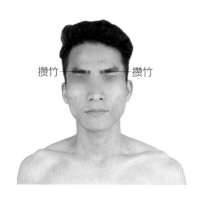

体表标志：攒竹

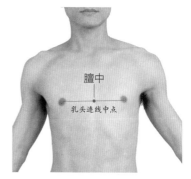

体表标志：膻中

活动标志是指各部的关节、肌肉、肌腱、皮肤随着活动而出现的空隙、凹陷、皱纹等。例如：听宫在耳屏与下颌关节之间，微张口呈凹陷处；曲池在屈肘时，肘横纹外侧端凹陷处。

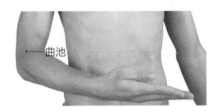

体表标志：曲池

三、简易取穴法

简易取穴法是人们在长期实践中积累的一种简便易行的取穴方法，如两手虎口自然平直交叉，在示指端到达处取列缺穴；直立垂手，中指指端即为风市穴；半握拳，以中指的指尖切压在掌心的第 1 横纹上为劳宫穴等。

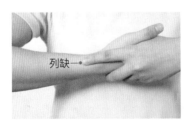

简易取穴：列缺

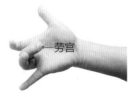

简易取穴：劳宫

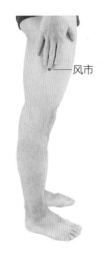

简易取穴：风市

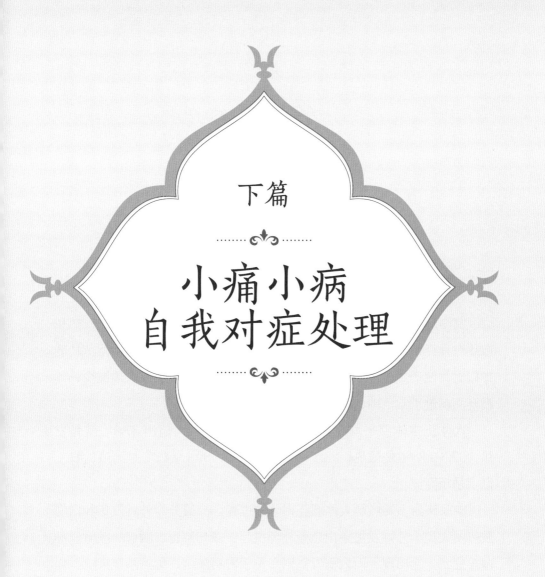

下篇

小痛小病
自我对症处理

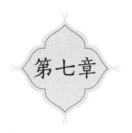

第七章

发热

一、怎么判断自己发热了？

发热是一种症状。正常人在体温调节中枢的调控下，机体的产热和散热过程经常保持动态平衡，当机体在致热源作用下或体温中枢的功能障碍时，使产热过程增加，而散热不能相应地随之增加或散热减少，体温升高超过正常范围，称为发热。

人体正常体温平均在 36～37℃之间（腋窝），超出 37.3℃就是发热，37.3～38℃是低热，38.1～39℃是中热，39.1～41℃是高热，41℃以上是超高热。

中医认为，发热是人体邪正相争的过程。一般分为外感发热和内伤发热两大类。外感发热多由感受外邪引起，多与感冒、咽痛、咳嗽、鼻塞等症状一起出现；而内伤发热则多见于内科疾病、免疫系统疾病、血液疾病等，如心肌炎、心肌梗死、脑膜炎、关节炎、肿瘤导致的发热均为内伤发热。

外感发热，若体温不超过 38.5℃，且精神、食欲没有受到很大影响，大家可不必惊慌，可针对性采用一些中医外治法如刮痧、拔罐、放血等，通过出痧、出汗、出血等途径让邪有出路，调动身体的自我修复能力，自己在家就可以轻松解决。但若体温高于 38.5℃，或持续低烧不退，或伴胸痛、剧烈头痛、发疹、关节痛、抽搐等属于急危重症发热症状，或明确诊断为内伤发热范畴，则不在本篇范围，请尽快去医院专科就诊。

二、出现发热症状，这么做就对了！

中医讲究辨证，不同的证型需要不同的治疗方法，比如发热有风寒、风热、暑湿等，但大家如果没有中医功底，可能很难去判断自己或家人属于哪一证型，就无法找到对应的外治法干预了。针对这种情况，书本列举了两个发热的基本方，就是说只要有发热的症状，不管哪一个证型，都可以使用。以下列举了两个方法，第一是刮痧疗法，第二是指腹的点刺放血。这两种方法大家首先可以选用其中一个，再根据发热情况决定是否两种方法都使用。

因为不是每个人家里都备有血糖笔，而且有些人惧怕刺血，所以刮痧是首选。但日常发热经常会出现反复，比如今天刮痧出汗后热退，晚上或者第二天又有低热，这时候就可以交替使用两种方法。特别是不配合刮痧的小朋友，手指的点刺放血的就非常适合了。

处理方法一：颈项部刮痧。

1. 部位

从风池、天柱开始，依次沿肩井、大椎、风门、肺俞，连线区域。

2. 简易定位

风池：俯伏坐位，以拇示两指从枕骨粗隆两侧向下推按，当至枕骨下

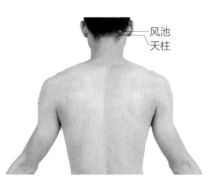

风池、天柱

缘凹陷处与乳突之间，即斜方肌与胸锁乳突之间，用力按有酸胀麻感处。

天柱：后发际中央往上五分（大约一个小指横指大小）是哑门，由哑门旁开约二横指，项部大筋（即斜方肌）的外缘处。

肩井：大椎与肩峰最高点连线之中点。

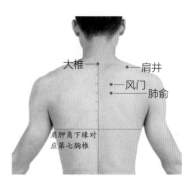

肩井、风门、肺俞、大椎

大椎：坐位低头，项后上背部脊柱最上方突起之椎骨（第七颈椎），其下缘凹陷处。

风门：由大椎，往下推两个椎骨即为第二胸椎，由此椎棘突下双侧旁开两横指（示、中指）处。

肺俞：由大椎，往下推三个椎骨即为第三胸椎，由此椎棘突下双侧旁开两横指（示、中指）处。

3. 操作方法

（1）坐位低头，充分暴露项背部。

（2）在皮肤上均匀涂上刮痧油、万花油、润滑油等介质。

（3）手握刮痧板，先以轻、慢、柔手法为主，从风池开始，依次刮向肩井、大椎、风门、肺俞。

（4）患者适应后，手法逐渐加重、加快，以患者能耐受为度。

（5）遇皮下结节或疼痛点时重点刮拭，以出痧为度。

（6）刮痧后配合温热的姜茶、姜粥、艾叶水等药膳以助汗出，微微汗出为宜。

4. 注意事项

（1）刮拭前仔细检查刮痧工具，以免刮伤皮肤。

（2）刮痧过程要避免风寒之邪侵袭，空调、风扇等不宜直吹刮痧部位。

（3）刮痧后不宜立刻洗澡，建议6小时后再洗温水澡。

（4）刮痧后1~2天局部出现轻微疼痛、痒感等属正常现象，无需特殊处理。

（5）不要在过饥、过饱、过度疲劳及紧张的情况下刮痧治疗。

（6）血糖控制欠佳，或有重症贫血、血小板减少及有凝血功能障碍者不适宜刮痧。

（7）孕妇不宜在大椎、肩井等穴位刮痧。

（8）6岁以内的小孩如不能配合刮痧，可在方案中的穴位或整个颈项部外涂复方薄荷软膏，用指腹或掌根反复擦拭，以使局部皮肤潮红或出痧，也能达到退热效果。

处理方法二：中指指腹点刺放血。

1. 部位

中指指腹。

2. 简易定位

中指末节腹侧部分。

3. 操作方法

（1）首先确定中指指腹的刺血点。

（2）操作者用拇指与示指，示指在下，拇指在上，固定被操作者的中指，操作者用拇指指腹用力捋动被操作者中指指腹，捋向指尖，固定片刻，观察回血最快

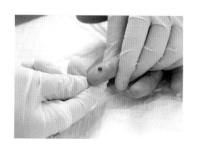

中指指腹放血

或者明显充血的点，即为刺血点。

（3）用 75% 酒精棉片在中指指腹由内到外进行消毒，消毒 1~2 遍。

（4）戴上医用手套，使用安装好的血糖笔对准中指指腹点刺。

（5）反复用力从下往上挤压，挤出瘀血 3~5 滴，瘀血明显时可至 8~10 滴，或血由暗红变成淡红为宜。

（6）治疗后，用 75% 酒精棉片消毒，并清理血迹。

（7）如果刺血处仍有出血，可用消毒棉球或纱块按压片刻。

（8）放血后，点刺位置半小时之内不要洗手。

4. 注意事项

（1）建议大家家里常备一支血糖笔，血糖笔的点刺操作简单、安全，大家可查看总论部分血糖笔的操作。

（2）中指指腹点刺放血，不重在放血，而重在"激发阳气，邪有出路"，所以放血量极少，对身体无伤害，大家可放心使用。

（3）不能空腹或者是暴饮暴食后进行该操作，以免发生晕血、晕针等不适。

（4）如有晕血、晕针史或者血小板低下、凝血功能障碍的患者不宜使用。

三、不同类型的发热怎么办？

在使用发热的基本治疗方法的同时，如果有一定的中医基础或想进一步分析自己或家人是何种证型，大家可以通过以下篇章判断自己发热的证型，在使用基本方之一的同时可进一步使用对应发热类型的治疗方案。

本章主要列举了发热的三种常见证型，风寒型、风热型、暑湿型。

另外还有气虚发热、阴虚发热、湿温发热等较难掌握，未一一列举。发热初期根据以下列举的自我辨识要点，很容易判断自己是什么类型发热，直接选择对应的方案，对号入座即可。但对病程长、反复发热、就诊后使用了药物治疗的患者，证型往往会变化或重叠，这种情况很难自我辨识，建议求助专业的中医医生进行诊治。

（一）外感风寒型发热

1. 外感风寒型发热常见病因与症状

（1）夏季睡觉的时候空调温度过低，或者长时间待在空调房里，出现打喷嚏、鼻塞、头痛、双手冰凉的，照镜子观察舌苔为薄白苔的。

（2）淋雨、游泳之后，打哆嗦、需添加衣服，打喷嚏、流鼻涕，需要喝热饮的。

（3）秋冬天穿着少，户外活动后出现打喷嚏、鼻塞、流涕、头痛的。

（4）空调房间或寒冷天气工作劳累或熬夜后，出现怕冷，打喷嚏、流鼻涕，需添加衣服、喝热饮的。

上述四种情况是感受风寒的常见原因及症状，凡有一种情况符合的就可以辨识为外感风寒型发热。

2. "艾"走你的风寒之邪

（1）处理：艾灸。

（2）取穴：后溪。

（3）简易定位

后溪：半握拳，手掌第二横纹尺侧端。

（4）操作方法

1）用手持点燃的艾条灸到特定部位，距离皮肤 3~4cm，以被灸者的温感作为

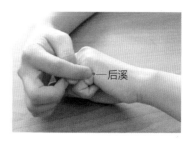

后溪

标准，感觉适宜即可。

2）操作的时候可以将艾条上下移动（雀啄灸）、左右移动（回旋灸），也可以静止不动（温和灸）。

3）每穴灸 10～15 分钟，左右两穴交替进行，微微出汗为宜。

（5）注意事项

1）艾灸注意保暖，不要在空调房或风扇口及穿堂风的风口施灸，适当保持空气流通。

2）部分患者本身发热，因不出汗，用温热的艾灸方法，在没有出汗前，会有些烦躁不安，所以发热首先用基本的处理方法，还伴有怕冷、怕风，再配合后溪的艾灸疗法以助祛除风寒之邪。

3）艾灸后可适当喝热的生姜水或艾叶茶，以助汗出。

4）艾灸过程中，部分患者会出现明显的局部反应，如发麻、排风、排寒、发痒，属于正常现象，不需特殊处理；出现局部有水汽，及时用干毛巾擦拭；出现局部刺痛的感觉，触摸肤温并不高，这种情况保证艾灸的安全距离，可继续艾灸。

5）艾灸后，出现小的水疱一般不用处理，3～5 天可以自行吸收；大的水疱需要在医生指导下处理，以免感染。

6）血糖偏高、有感觉障碍的患者慎灸，以免烫伤感染。

（二）外感风热型发热

1. 引起外感风热型发热的常见原因

（1）天气炎热的时候，户外工作或活动，没有喝足够的水，出现咽痛、鼻塞、头胀痛，伸舌照镜子舌面偏干，舌尖偏红的。

（2）进食煎炸辛辣，如煎饼、坚果、辣脖子等，次日出现口干、咽干或咽痛，兼鼻塞、咳嗽，伸出舌头偏红的。

（3）暑热天气工作劳累或熬夜后，出现咽干咽痛、口渴、鼻塞、流黄色浓鼻涕，有时候伴有鼻出血的。

上述三种情况是感受风热的常见原因及症状，有一种情况符合的就可以辨识为外感风热。

2. 点刺放血＋拔罐，轻松搞定风热型发热

（1）处理：穴位点刺放血＋拔罐。

（2）取穴：曲池。

（3）简易定位

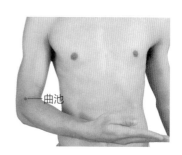

曲池

曲池：仰掌，微屈肘，肘横纹头与肘关节桡侧的高骨（肱骨外上髁）连线的中点。

（4）操作方法

1）患者采用坐位或平卧位。

2）用75%酒精棉片在曲池由内到外进行消毒，消毒1~2遍。

3）戴上医用手套，使用安装好的血糖笔对准曲池。

4）按动血糖笔进行点刺，点刺选取穴位及穴位附近1~3处。

5）用小号真空抽气罐固定在穴位上，用真空抽气枪吸气，以罐内形成负压，固定在穴位上，留罐10~15分钟。

6）治疗后，用75%酒精棉片消毒，并清理血迹。

7）如果刺血处仍有出血，可用消毒棉球或纱块按压片刻。

8）放血后，局部建议6小时后才洗澡。

（5）注意事项

1）血糖笔操作简单、安全，大家可查看总论部分血糖笔的操作。

2）如有晕血、晕针史或者血小板低下、凝血功能障碍的患者不宜使用。

3）曲池具有清热解表、疏经通络的作用，对有晕血、晕针等的患者，或者不熟悉血糖笔操作的患者，可在本穴位上进行刮痧、点穴揉按的方法也起效。

（三）外感暑湿型发热

1. 看清外感暑湿型发热的真相

外感暑湿型发热多为暑热天气中，身体处于相对虚弱的时候，盛夏外界的暑湿之邪趁虚而入，而表现出发热、咽痛、鼻塞、汗出热不解、口渴不欲饮、全身困乏沉重、不想动弹，舌苔是厚腻的，这种感冒缠绵难愈，病程相对比较长。如果暑湿之邪困于中焦，则感觉食欲不振、脘腹胀满、恶心呕吐、大便不成形、排便不畅快等。

（1）发生在盛夏暑热天气，身热不扬、汗出热不解、全身困倦、皮肤黏腻不干爽、舌苔厚腻的。

（2）暑湿之邪困于脾胃，表现为脘腹胀满、口渴不欲饮、恶心呕吐、排便不畅快等。

这两种情况可辨识为外感暑湿发热，外感暑湿的症状缠绵难愈，病程相对较长。

2. 一条"经"摆脱暑湿发热困扰

（1）处理：拔罐。

（2）部位：膀胱经背段。

（3）简易定位

在人体后背正中脊椎骨旁开约两横指（示、中指）（一寸半）及旁开约四横指（三寸）的位置，左右各两个区域，就是膀胱经在背部的主要区域。

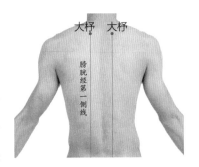

膀胱经背段

（4）操作方法

1）患者采用俯卧位，充分暴露操作部位。

2）从双侧大杼穴（坐位低头，项后上背部脊柱最上方突起之椎骨，往下推一个椎骨即为第一胸椎，由此椎棘突下旁开两横指（示、中指）

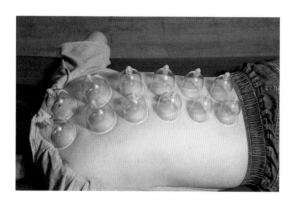

膀胱经拔罐

处开始定罐，依次往下排列，左右各一，一共排 10 个到 12 个罐。

3）用真空抽气枪抽气固定，吸力以患者耐受度为主。

4）留罐时间：10～15 分钟。

5）留罐过程中，注意观察皮肤颜色变化或有无水疱。

（5）注意事项

1）拔罐期间注意保暖。

2）拔罐后建议 6 小时后才洗澡，不宜洗冷水澡。

3）拔罐时间控制在 10～15 分钟。

4）拔罐出现水疱，小的水疱一般不用处理，2～3 天可自行吸收；大的水疱需要在医生指导下处理，以免感染。

5）凝血功能障碍、有出血性疾病（如血友病、血小板减少、再生障碍性贫血等）等患者不适合使用拔罐。

6）血糖控制欠佳的患者不宜拔罐，如因病情需要拔罐时间不宜超过 10 分钟。

7）支气管扩张、肺气肿患者背部及胸前不宜拔罐。

8）孕妇不建议拔罐。

9）六岁以内小孩的皮肤比较稚嫩，不配合拔罐的，可使用复方薄荷软膏，用中指和示指指腹擦拭膀胱经背段，以使局部皮肤潮红或出痧，也能达到祛暑湿、发汗退热的效果。

四、李医生温馨提醒

1. 发热是很多疾病的首发症状，38.5℃以下，经上述方法对症处理仍未退烧，及早就医。

2. 体温高于38.5℃，或持续低烧不退，或伴胸痛、剧烈头痛、发疹、关节痛、抽搐等属于急危重症发热症状，或明确诊断为内伤发热范畴，不在本篇范围，请专科就诊。

3. 自我对症处理要严格对照操作步骤进行，熟悉禁忌证，以免发生意外。

4. 自我对症处理期间注意保暖，不要受凉，多喝温开水、少熬夜、多休息，机体才能有更好的修复。

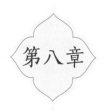

第八章

头痛

一、头痛，到底是种怎样的体验？

　　头痛是临床常见的症状，通常是指头的上半部，即眼睛以上至后脑下部为止范围内的疼痛，有时候涉及面部、颈部的疼痛，临床上常见的偏头痛也属头痛范畴。引起头痛的病因繁多，大概可分为三大类：①原发性头痛，包括偏头痛、紧张型头痛、丛集性头痛等；②继发性头痛，包括头颈部外伤、颅颈部血管性因素、颅内非血管性疾病、感染、药物戒断、精神性因素等多种原因所致的头痛；③颅神经痛、中枢性和原发性面痛以及其他颜面部结构病变所致头痛及其他类型头痛。发病年龄常见于青年、中年和老年。

　　中医认为头痛是由于外感或内伤，致使脉络拘急或失养，清窍不利所引起的以头部疼痛为主要临床特征的症状。一般外感头痛，为时短暂，多由风邪夹寒、夹热或夹湿引起；内伤头痛以气血虚、肾虚、肝阳、痰浊、瘀血致病为多见，为时较久，有虚有实，或虚中夹实，错综复杂，如血虚夹肝阳，肝阳夹痰浊，气虚夹瘀阻等。

　　本章适合用于外感头痛及经医院明确诊断为三叉神经痛、高血压、脑动脉硬化、神经官能症、神经血管性头痛以及脑震荡后遗症等引起的头痛。如果突然出现头痛剧烈伴发热或伴恶心呕吐、手足麻木、言语不利等，多为颅脑病变引起，务必尽快到医院专科就诊，行头颅 CT、MR 等检查以明确诊断。颅内病变、颅内感染及脑出血等危急重症引起的头痛不在本章范围。

二、教你一招轻松掌握头痛基本方

头痛的中医辨证分型有很多，如风寒、风热、暑湿、气郁、阳虚、气虚等时常难以辨识清楚是哪种类型，就无法找到对应的外治法干预。而且很多类型是相反的，如果辨证错误还会加重病情。针对这种情况，笔者列举了一个头痛的基本方。所谓"有诸内者必形诸外"，只要有头痛这个症状，在头部肯定会找到与头痛对应的反应点。这种反应点表现为出现筋结、疼痛等，这时候我们就可以借用点穴拨筋棒，针对筋结点和压痛点，给予点穴拨筋处理。

换句话说，只要出现头痛的症状，排除已确诊是颅内病变、颅内感染及脑出血等危急重症引起的，不管哪一个证型，都可以使用以下基本方。

处理方法：点穴拨筋。

1. 取穴

风池、天柱、率谷、攒竹、头部阿是穴、三间、后溪。

2. 简易定位

风池：俯伏坐位，以拇示两指从枕骨粗隆两侧向下推按，当至枕骨下

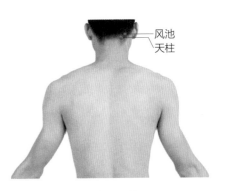

风池、天柱

缘凹陷处与乳突之间，即斜方肌与胸锁乳突之间，用力按有酸胀麻感处。

天柱：后发际中央往上五分（大约一个小指横指大小）是哑门，由哑门旁开约二横指，项部大筋（即斜方肌）的外缘处。

率谷：正中平视，用示指、中指将耳郭卷起，用另一只手示中指并拢，其第一、二节间背侧横纹垂直于耳尖，于中指第一、二节间背侧横纹处。

攒竹：顺眼眶边缘内侧循摸至眉毛内侧端处，可触及眼眶有一凹陷，即眶上切迹处。

三间：半握拳，示指内侧（桡侧）之手背面与掌面交界线（赤白肉际）上，示指掌指关节后缘凹陷处。

后溪：半握拳，手掌第二横纹尺侧端。

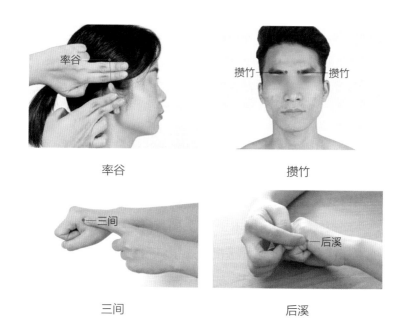

率谷　　　　　　　　　　攒竹

三间　　　　　　　　　　后溪

3. 操作方法

（1）用大拇指或示指指腹依次抵在上述穴位皮肤上。

（2）指腹不离开皮肤通过按压、旋转、上下左右推动的方法，看看是否能找到明显疼痛的条索状或粟粒状的筋结点。

（3）利用点穴拨筋棒的平头端固定在筋结点上，用拨离的手法上下左右拨离30～50次。

（4）因点穴拨筋棒质硬，拨筋会比较痛，对消瘦、年纪偏大或痛阈较低的人，可能不耐受疼痛，或没有找到明显筋结点可改用手指指腹依次揉按上述穴位，每个穴位30～50下。

三、不同类型的头痛，该如何区别对症处理？

头痛中医分型很多，分为外感和内伤，外感头痛如外感风寒、风热、暑湿等六淫之邪引起；内伤头痛是因为饮食劳倦、久病体虚，对于年老体虚的患者多见。大家在使用头痛的基本方的同时，如果有一定的中医基础或想进一步分析自己或家人是何种证型，大家可以通过以下内容判断自己头痛的证型，在使用基本方的同时可进一步使用对应头痛类型的治疗方案。

本处列举了头痛的六种常见证型，外感头痛列举了外感风寒、外感风热、外感风湿；内伤头痛列举了气滞血瘀、气血亏虚、肝阳上亢。外感头痛根据自我辨识要点，很容易辨证自己是什么类型头痛，经过简单的处理，头痛很快可以缓解；但内伤头痛有虚有实，或虚中夹实，错综复杂，证型往往会重叠，这种情况如果很难自我辨识，要咨询专业的中医医生。

（一）外感风寒型头痛

1. 怎么辨别自己是风寒头痛？

（1）秋冬天气温下降，夜间户外活动后出现头痛，以钝痛为主，或伴有打喷嚏、鼻塞、流涕的。

（2）夏季淋雨之后出现的头痛，可伴有打喷嚏、流鼻涕等。

（3）长期待在空调房里工作，出现的头痛，可伴有打喷嚏、鼻塞的。

（4）秋冬季开车或坐车期间打开车窗直吹，之后出现的头痛。

（5）夜间睡觉空调温度过低，或长时间风扇对着身体吹，醒后头痛、怕冷有时候伴有发热、鼻塞的。

上述五种情况是头痛感受风寒的常见原因及症状，有一种情况符合的就可以辨识为外感风寒型头痛。

2. "艾"走你的风寒头痛

（1）处理：艾灸。

（2）取穴：印堂、百会、风池。

（3）简易定位

印堂：坐位或仰卧位，两眉头连线之中点。

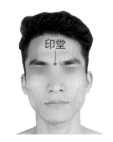

印堂

百会：目平视，将两耳郭向前对折，由两个耳尖连线跨越头顶与头部前后正中线之交点。

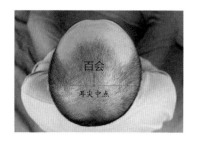

百会

风池：俯伏坐位，以拇示两指从枕骨粗隆两侧向下推按，当至枕骨下缘凹陷处与乳突之间，即斜方肌与胸锁乳突之间，用力按有酸胀麻感处。

（4）操作方法

1）用手持点燃的艾条灸到特定部位，距离皮肤 3～4cm，以被灸者的温感作为标准，感觉适宜即可。

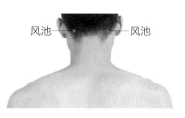

风池

2）操作的时候可以将艾条上下移动（雀啄灸）、左右移动（回旋灸），也可以静止不动（温和灸）。

3）每穴灸 10～15 分钟，也可两个穴位同时艾灸，如两侧风池为一组，百会、印堂为一组，微微出汗为宜。

（5）注意事项

1）艾灸注意保暖，不要在空调房或大风口施灸，适当保持空气流通。

2）选用百会艾灸，要注意是否有高血压的病史，如果血压过高，暂不选用百会穴，其他三穴可继续艾灸。

3）艾灸印堂时，艾条一定要保持一定的距离，艾灰要及时去掉，以免未燃尽的艾灰掉到脸上或眼睛造成烫伤。

4）艾灸后可适当喝热的生姜水或艾叶茶，以助汗出。

5）艾灸后，出现小的水疱一般不用处理，3～5 天可以自行吸收；大的水疱需要在医生指导下处理，以免感染。

6）血糖偏高、有感觉障碍的患者慎灸，以免烫伤感染。

（二）外感风热型头痛

1. 风热头痛常见病因及症状

（1）天气炎热，太阳直照，户外工作或活动，没有遮挡，也没有喝足够的水，出现头痛，可伴有鼻塞、口干的。

（2）进食煎炸辛辣，如煎饼、坚果、辣脖子等，次日出现头痛、咽干咽痛、兼鼻塞、咳嗽，伸出舌尖偏红的。

（3）工作劳累或熬夜后，出现前额头痛，流黄色脓鼻涕，口干口渴，有时候伴有鼻出血的，伸出舌尖偏红的。

上述三种情况是头痛感受风热的常见原因及症状，有一种情况符合的就可以辨识为外感风热头痛。

2. 风热头痛该如何应对?

（1）处理：点刺放血。

（2）部位：耳尖。

（3）简易定位：将耳郭向前对折，其最上端。

（4）操作方法

1）首先确定耳尖位置，将耳郭向前对折，其最上端即是。

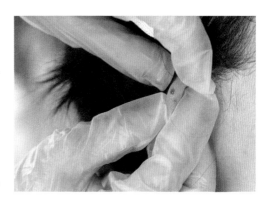

耳尖放血

2）用75%酒精棉片在耳尖进行消毒，消毒1~2遍。

3）戴上医用手套，使用安装好的血糖笔对准耳尖点刺。

4）反复用力从耳垂顺着耳郭外沿往上挤压，挤出瘀血3~5滴，瘀血明显时可至8~10滴，或血由暗红变成淡红为宜。

5）治疗后，用75%酒精棉片消毒，并清理血迹。

6）如果刺血处仍有出血，可用消毒棉球或纱块按压片刻。

7）放血后，局部半小时之内不要沾水。

（5）注意事项

1）耳尖的刺络放血，可先使用一只耳朵，头痛明显或头痛有所反复时，可同时使用两只耳朵，放血量极少，对身体无伤害，大家可放心使用。

2）体质异常虚弱，惧怕针灸者，可采用卧位，以免发生晕血、晕针等不适。

3）如有晕血、晕针史或者血小板低下、凝血功能障碍的患者不宜使用。

（三）外感暑湿型头痛

1. 暑湿头痛常见病因与症状

外感暑湿发生在盛夏暑热天气，暑热天气中受凉（吹空调、吃冷饮等）后，身体处于相对虚弱的状态，这时候盛夏外界的暑湿之邪趁虚而入，人体就感受了暑邪，暑邪夹有湿邪引起。例如当在暑热天气，户外工作或活动，即刻进食生冷、喝冷饮或吹空调，出现头痛头重，好像裹了一层布，重重的，全身很累，可伴有发热、口渴的情况，伸舌照镜子舌苔很厚或很腻的现象，即可辨识为暑湿头痛。

2. "拔"走你的暑湿头痛

（1）处理：拔罐。

（2）部位：膀胱经背段。

（3）简易定位

在人体后背正中脊椎骨旁开约两横指（示、中指）（一寸半）及旁开约四横指（三寸）的位置，左右各两个区域，就是膀胱经在背部的主要区域。

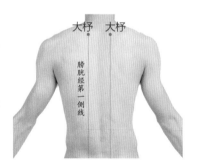

膀胱经背段

（4）操作方法

1）患者采用俯卧位，充分暴露操作部位。

2）从双侧大杼穴（坐位低头，项后上背部脊柱最上方突起之椎骨，往下推一个椎骨即为第一胸椎，由此椎棘突下旁开两横指（示、中指）处开始定罐，依次往下排列，左右各一，一共排10个到12个罐。

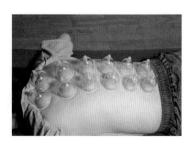

膀胱经拔罐

3）用真空抽气枪抽气固定，吸力以

患者耐受度为主。

（4）留罐时间：10～15分钟。

（5）留罐过程中，注意观察皮肤颜色变化或有无水疱。

（5）注意事项

1）拔罐期间注意保暖。

2）拔罐后建议6小时后才洗澡，不宜洗冷水澡。

3）拔罐时间控制在10～15分钟。

4）拔罐出现水疱，小的水疱一般不用处理，2～3天可自行吸收；大的水疱需要在医生指导下处理，以免感染。

5）凝血功能障碍、有出血性疾病（如血友病、血小板减少、再生障碍性贫血等）的患者不适合使用拔罐。

6）血糖控制欠佳的患者不宜拔罐，如因病情需要拔罐时间不宜超过10分钟。

7）支气管扩张、肺气肿患者背部及胸前不宜拔罐。

8）孕妇不建议拔罐。

（四）气滞血瘀型头痛

1. 有外伤史的头痛，要考虑这个类型

如果你或家人有外伤史，如跌倒、车祸、撞击等碰到头部，或到医院检查头颅CT或MR未见异常，处理后头痛依然存在并影响到睡眠的，此时可参考下舌苔。如果伸舌看到舌面瘀暗色或有瘀点，再看看舌下络脉是怒张的，就可以考虑为气滞血瘀型的头痛。

2. 学会这招，搞定气滞血瘀型头痛也不难

气滞血瘀型头痛适合使用点刺放血的方法。这里提供了两个刺血点，一个是中指指腹，一个是拇指甲根部。

如果头痛部位是全头痛或者局限在前额、头顶或两侧的，首选中指指腹刺血；如果头痛偏向于枕后或枕部与颈部交界处，则首选拇指甲根放血。病情轻者，选用一只手指即可。病情较重或者反复发作者，可两只手指同时选用，或交替使用；如果分不清头痛位置，中指指腹、拇指甲根均可使用，视病情选用一处至两处。

处理方法一：中指指腹点刺放血。

（1）部位：中指指腹。

（2）简易定位：中指末节腹侧部分。

（3）操作方法

1）首先确定中指指腹的刺血点。

2）操作者用拇指与示指，示指在

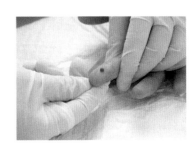

中指指腹放血

下，拇指在上，固定被操作者的中指，

操作者用拇指指腹用力捋动被操作者中指指腹，捋向指尖，固定片刻，观察回血最快或者明显充血的点，即为刺血点。

3）用75%酒精棉片在中指指腹由内到外进行消毒，消毒1~2遍。

4）戴上医用手套，使用安装好的血糖笔对准中指指腹点刺。

5）反复用力从下往上挤压，挤出瘀血3~5滴，瘀血明显时可至8~10滴，或血由暗红变成淡红为宜。

6）治疗后，用75%酒精棉片消毒，并清理血迹。

7）如果刺血处仍有出血，可用消毒棉球或纱块按压片刻。

8）放血后，半小时之内不要洗手。

处理方法二：大拇指甲根部点刺放血。

（1）部位：大拇指甲根部。

（2）简易定位：大拇指指甲的后部称为甲根部，甲根被皮肤包裹着，用于甲根部刺络放血的地方指的是包裹甲根的那部分皮肤表面。

（3）操作方法

1）操作者用拇指与示指，固定被操作者的拇指，示指抵在被操作者的拇指指腹，拇指压着被操作者的拇指的指甲端，充分暴露拇指甲根部。

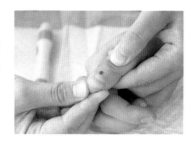

甲根放血

2）用75%酒精棉片在拇指甲根部由内到外进行消毒，消毒1~2遍。

3）戴上医用手套，使用安装好的血糖笔对准拇指甲根部点刺1~3点。

4）反复用力顺着拇指从下往上挤压，挤出瘀血3~5滴，瘀血明显时可至8~10滴，或血由暗红变成淡红为宜。

5）治疗后，用75%酒精棉片消毒，并清理血迹。

6）如果刺血处仍有出血，可用消毒棉球或纱块按压片刻。

7）放血后，半小时之内不要洗手。

（4）注意事项

1）建议家里常备一支血糖笔。血糖笔的点刺，操作简单、安全，详细步骤可查看总论部分血糖笔的操作。

2）中指指腹点刺及甲根部点刺放血，远端的调控头部气滞血瘀的状态，放血量不需要很多，对身体无伤害，大家可放心使用。

3）一般先使用一个手指，头痛严重或者反复出现，可以交替使用，或两个手指同时进行。

4）不能空腹或者是暴饮暴食后进行该操作，以免发生晕血、晕针等不适。如有晕血、晕针史或者血小板低下、凝血功能障碍的患者不宜使用。

（五）气血亏虚型头痛

1. 怎么判断自己是气血亏虚引起的头痛？

（1）久病体虚、年老体虚的患者，反复头痛发作，经医院检查排除颅脑病变的，平素容易疲倦，说话不够气，面色萎黄的。

（2）女性月经期头痛反复发作，月经量少，面色苍白，嘴唇淡白。

（3）平时有心慌心悸，睡眠质量欠佳，讲话不够气，容易疲倦，容易紧张的，自觉四肢没力，胃口不好，劳作或者活动后可诱发或加重头痛，伸舌淡红色。

上述三种情况，均可辨识为气血亏虚型头痛。

2. 正确"艾"走你的气血亏虚型头痛

（1）处理：艾灸。

（2）取穴：中脘、神阙、关元、足三里。

（3）简易定位

中脘：脐中央与胸骨体下缘两点连线之中央（脐上四寸）。

神阙：肚脐中央即是本穴。

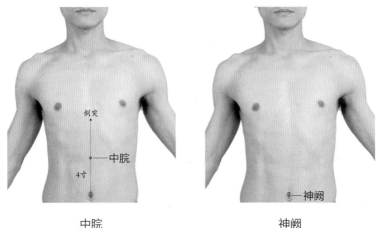

中脘　　　　　　　　　　神阙

关元: 脐中直下四横指（脐下三寸）处。

足三里: 坐位屈膝，先确定犊鼻的位置，自犊鼻直下四横指，按压有酸胀感处为此穴。

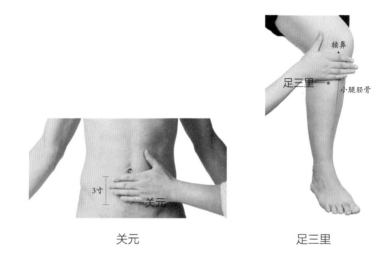

关元　　　　　　　　　足三里

（4）操作方法

1）中脘、神阙、关元为腹部穴位，大家在家里可以备一个多孔的艾灸盒以神阙为中心，直接把艾灸盒放在腹部，调整艾条的高度以控制温热度；每次艾灸 15～20 分钟，微微出汗为宜。

2）足三里的艾灸，用手持点燃的艾条，距离皮肤 3～4cm，以被灸者的温感作为标准，感觉适宜即可。

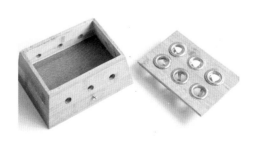

艾灸盒

3）采用艾条上下移动（雀啄灸）、左右移动（回旋灸），也可以静止不动（温和灸）的方法；灸 10～15 分钟，左右两穴交替进行，微微出汗为宜。

4）有些人为了方便用艾灸盒直接绑在足三里，通过调整艾条高度以控制温热度，也是可以的。

5）腹部穴位和足三里，如果日常保健使用，可以两组交替进行，如果头痛发作明显，可以同时使用。

（5）注意事项

1）艾灸注意保暖，不要在空调房或大风口施灸，适当保持空气流通。

2）艾灸后可适当喝热的生姜水或艾叶茶，以助汗出。

3）艾灸过程中，部分患者会出现明显的局部反应，如发麻、排风、排寒、发痒，属于正常现象，不需特殊处理；出现局部有水汽，及时用干毛巾擦拭；腹部艾灸很多时候出现局部刺痛的感觉，触摸肤温并不高，这种情况保证艾灸的安全距离，可继续艾灸。

4）艾灸后，出现小的水疱一般不用处理，3～5 天可以自行吸收；大的水疱需要在医生指导下处理，以免感染。

5）血糖偏高、有感觉障碍的患者慎灸，以免烫伤感染。

（六）肝阳上亢型头痛

1. 怎么辨别自己是肝阳上亢型头痛？

平素有高血压病史，急躁易怒，容易发脾气，发脾气面红耳赤、声音高亢的，伸出舌头，舌质干燥色偏红，这类人可辨识为肝阳上亢型头痛。如果出现头痛剧烈，第一时间给予测量血压，如果多次测量比平时明显升高，超过 160/100mmHg，休息后没能降下来的，而且伴有头晕、四肢乏力不适，应及时前往医院就诊，以免耽误病情，医院明确排除颅脑病变，方可在家里行外治法治疗。

2. 两个小妙招教你轻松摆脱肝阳上亢型头痛

本处列举了两个处理方法，耳尖刺络放血和膀胱经真空抽气罐拔罐，因肝阳上亢型头痛，多有高血压或性格急躁病史，急性期发作的时候推荐用耳尖刺络放血；缓解期保健使用可以配合膀胱经的拔罐。急性期发作，医院就诊排除了颅脑病变，给予降血压等处理后，仍有明显头痛的，可两种方法同时使用。

处理方法一：耳尖点刺放血。

（1）部位：耳尖。

（2）简易定位：将耳郭向前对折，其最上端。

（3）操作方法

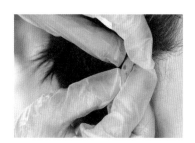

耳尖放血

1）首先确定耳尖位置，将耳郭向前对折，其最上端即是。

2）用 75% 酒精棉片在耳尖进行消毒，消毒 1～2 遍。

3）戴上医用手套，使用安装好的血糖笔对准耳尖点刺。

4）反复用力从耳垂顺着耳郭外沿往上挤压，挤出瘀血 3～5 滴，瘀血明显时可至 8～10 滴，或血由暗红变成淡红为宜。

5）治疗后，用 75% 酒精棉片消毒，并清理血迹。

6）如果刺血处仍有出血，可用消毒棉球或纱块按压片刻。

7）放血后，局部半小时之内不要沾水。

（4）注意事项

1）耳尖的刺络放血，可先使用一只耳朵，头痛明显或头痛有所反复时，可同时使用两只耳朵，放血量极少，对身体无伤害，大家可放心使用。

2）体质异常虚弱，惧怕针灸者，可采用卧位，以免发生晕血、晕针等不适。

3）如有晕血、晕针史或者血小板低下、凝血功能障碍的患者不宜使用。

4）耳尖刺络放血后注意休息，放松心情，不宜生气暴怒。

处理方法二：膀胱经背段真空抽气罐拔罐。

（1）部位：膀胱经背段。

（2）简易定位

在人体后背正中脊椎骨旁开约两横指（示、中指）（一寸半）及旁开约四横指（三寸）的位置，左右各两个区域，就是膀胱经在背部的主要区域。

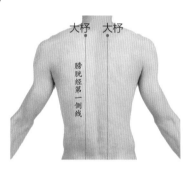

膀胱经背段

（3）操作方法

1）患者采用俯卧位，充分暴露操作部位。

2）从双侧大杼（坐位低头，项后上背部脊柱最上方突起之椎骨，往下推一个椎骨即为第一胸椎，由此椎棘突下旁开两横指（示、中指）处开始定罐，依次往下排列，左右各一，一共排10个到12个罐。

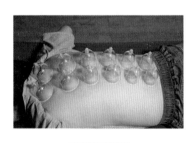

膀胱经拔罐

3）用真空抽气枪抽气固定，吸力以患者耐受度为主。

4）留罐时间：10~15分钟。

5）留罐过程中，注意观察皮肤颜色变化或有无水疱。

（4）注意事项

1）拔罐期间注意保暖。

2）拔罐后建议 6 小时后才洗澡，不宜洗冷水澡。

3）拔罐时间控制在 10~15 分钟。

4）拔罐出现水疱，小的水疱一般不用处理，2~3 天可自行吸收；大的水疱需要在医生指导下处理，以免感染。

5）凝血功能障碍、患有出血性疾病（如血友病、血小板减少、再生障碍性贫血等）的患者不适合使用拔罐。

6）血糖控制欠佳的患者不宜拔罐，如因病情需要拔罐时间不宜超过 10 分钟。

7）支气管扩张、肺气肿患者背部及胸前不宜拔罐。

8）孕妇不建议拔罐。

四、李医生温馨提醒

1. 头痛是很多疾病的伴随症状，出现以下情况必须及时到医院就诊，以免延误病情。

（1）平时有高血压病史，或突发剧烈头痛，伴呕吐，四肢乏力、二便失禁等不能除外高血压引起脑血管意外、蛛网膜下腔出血等脑血管病变。

（2）头痛伴发热、四肢乏力、神情呆滞、胡言乱语等不能除外脑膜炎等。

（3）头痛缠绵难愈、反复发作要检查头颅 CT 或头颅 MR 检查以除外颅脑占位病变。

（4）头痛表现前额头痛为主，流脓涕或有血丝痰要行鼻咽 CT 等检查以除外鼻咽、鼻窦病变。

（5）有头部外伤病史，及时前往医院行头颅 CT 检查以除外颅脑病变。

2. 头痛常见的中医分型很多，对没有中医功底的人来说，很难记忆，大家只要熟记基本方的处理，合适在任何场合、任何时间使用。

3. 自我对症处理要严格对照操作步骤进行，熟悉禁忌证，以免发生意外。

4. 头痛自我对症处理期间注意多休息，少劳作，头痛才能更快缓解或者防止反复发生。

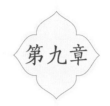

第九章

咽痛

一、咽痛都有哪些具体表现？

咽痛是一种常见的病症，任何刺激咽喉及口腔黏膜的物质都可能引起咽痛，包括病毒、细菌感染，灰尘、香烟、废气的刺激，还有进食煎炸辛辣的食物。说话声音过大时间过长同样会刺激咽喉而引起咽痛。声音嘶哑是常见的伴随症状。出现咽痛症状的常见疾病有：感冒、咽炎、扁桃体炎、喉炎、腮腺炎等。

中医认为咽痛是因外邪侵袭、脾胃积热，或脏腑亏损、咽喉失养、虚火上炎所致的咽部疼痛、咽干不适，甚则有异物感，喉核红肿刺痛为主要临床表现的咽部疾病。

一般咽痛，若没有发烧、没有吞咽剧痛，大家不必惊慌，自我对症处理，咽痛症状很快可以缓解。但伴有发热、影响吞咽、喉中有明显异物感、张开嘴巴有明显红肿，属于急症，立刻前往医院就诊，以明确咽痛原因，并在医生指导下选择外治法处理。

二、咽痛必用的一个小妙招

咽痛首选小妙招为点刺放血法。本处列举了三个刺血部位，左右各一，一共六个，临床使用均有效。大家在使用的时候可以根据咽痛症状或者缓解程度，选择1~2个放血点，左右交替。比如，选用一侧中指指腹刺血后，咽痛缓解了，就可以不选用其他部位了，如果还没有明显变化，可选用其他放血点。

1. 部位

中指指腹、商阳、少商。

2. 简易定位

中指指腹：中指末节腹侧部分。

商阳：示指末节桡侧，距指甲角0.1寸。

少商：拇指末端桡侧，距指甲角0.1寸。

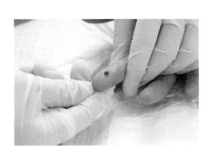

中指指腹放血

3. 操作方法

（1）操作者用拇指指腹用力捋动被操作者刺血部位，固定片刻，观察回血最快或者明显充盈的点，即为刺血点。

（2）用75%酒精棉片在放血部位由内到外进行消毒，消毒1~2遍。

（3）戴上医用手套，使用安装好的血糖笔对准中指指腹点刺。

（4）反复用力从下往上挤压，挤出

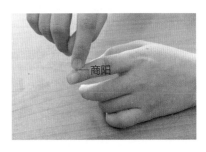

商阳

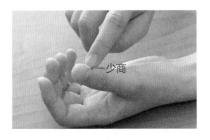

少商

瘀血 3~5 滴，瘀血明显时可至 8~10 滴，或血由暗红变成淡红为宜。

（5）治疗后，用 75% 酒精棉片消毒，并清理血迹。

（6）如果刺血处仍有出血，可用消毒棉球或纱块按压片刻。

（7）放血后，半小时之内不要洗手。

4. 注意事项

（1）建议家里常备一支血糖笔。血糖笔的点刺，操作简单、安全，详细步骤可查看总论部分血糖笔的操作。

（2）空腹时不宜进行该操作。体质特别虚弱、特别紧张或者第一次针刺的患者建议平躺着治疗，以免发生晕血、晕针等不适。

（3）如有晕血、晕针史或者血小板低下、凝血功能障碍的患者不宜使用。

（4）孕妇不建议刺血治疗。

三、不同类型的咽痛，该如何区别、对症处理？

咽痛经过基本方的处理，都会有一定的减轻。大家在使用咽痛基本方的同时，如果有一定的中医基础想更好地对证治愈，可以通过以下篇章判断自己咽痛的证型，在使用基本方之一的同时可进一步使用对应咽痛类型的治疗方案。本处主要列举了咽痛的四种常见证型，如外感风热、外感风寒、脾胃积热和肾阴亏虚。大家根据列举的自我辨识要点，很容易辨证自己是什么类型的咽痛。但对伴有发热、喉中有明显异物感、影响吞咽、张开嘴巴有明显红肿者，特别是小孩，务必前往医院就诊，病情稳定后再自行外治法干预。

（一）外感风热型咽痛

1. 出现哪些伴随症状可判断为外感风热型咽痛？

（1）进食煎炸辛辣，如煎饼、坚果、辣脖子等，次日出现咽干咽痛兼全身疲倦、咳嗽、伸出舌头偏红的。

（2）天气炎热，太阳直照，户外工作或活动，没有遮挡，没有喝足够的水，出现咽痛、声音沙哑、口渴、小便黄的。

（3）工作劳累或熬夜后，出现咽干舌燥，咽痛，小便黄、唇红，有些伴有鼻塞、鼻出血的，伸出舌头偏红的。

外感风热型的咽痛是最常见的一种类型，上述三种情况均可辨识为感受风热型咽痛。

2. 外感风热型咽痛该如何应对？

（1）处理：刮痧。

（2）部位：从风池、天柱开始，依次沿肩井、大椎、风门、肺俞，连线区域。

（3）简易定位

风池：俯伏坐位，以拇示两指从枕骨粗隆两侧向下推按，当至枕骨下缘凹陷处与乳突之间，即斜方肌与胸锁乳突之间，用力按有酸胀麻感处。

天柱：后发际中央往上五分（大约一个小指横指大小）是哑门，由哑门旁开约二横指，项部大筋（即斜方肌）的外缘处。

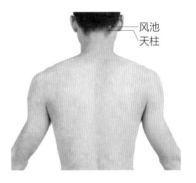

风池、天柱

大椎：坐位低头，项后上背部脊柱最上方突起之椎骨（第七颈椎），其下缘凹陷处。

肩井：大椎与肩峰最高点连线之中点。

风门：由大椎，往下推两个椎骨即为第二胸椎，由此椎棘突下双侧旁开两横指（示、中指）处。

肺俞：由大椎，往下推三个椎骨即为第三胸椎，由此椎棘突下双侧旁开两横指（示、中指）处。

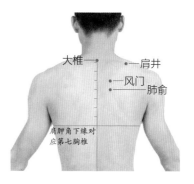

肩井、风门、肺俞、大椎

（4）操作方法

1）坐位低头，充分暴露项背部。

2）在皮肤上均匀涂上刮痧油、万花油、润滑油等介质。

3）手握刮痧板，先以轻、慢、柔手法为主，从风池开始，依次刮向肩井、大椎、风门、肺俞。

4）患者适应后，手法逐渐加重、加快，以患者能耐受为度。

5）遇皮下结节或疼痛点时重点刮拭，以出痧为度。

6）刮痧后配合温热的姜茶、姜粥、艾叶水等药膳以助汗出，微微汗出为宜。

（5）注意事项

1）刮拭前仔细检查刮痧工具，以免刮伤皮肤。

2）刮痧过程要避免风寒之邪侵袭，空调、风扇等不宜直吹刮痧部位。

3）刮痧后不宜立刻洗澡，建议6小时后再洗温水澡。

4）刮痧后1~2天局部出现轻微疼痛、痒感等属正常现象，无需特殊处理。

5）不要在过饥、过饱、过度疲劳及紧张的情况下刮痧治疗。

6）血糖控制欠佳或有重症贫血、血小板减少及有凝血功能障碍者不适宜刮痧。

7）孕妇不宜在大椎、肩井等穴位刮痧。

8）6岁以内的小孩如不能配合刮痧，可在方案中的穴位或整个颈项部外涂复方薄荷软膏，用指腹或掌根反复擦拭，以使局部皮肤潮红汗出或出痧，也能达到减轻小儿咽痛的效果。

（二）脾胃积热型咽痛

1. 怎么判断自己是脾胃积热型咽痛？

脾胃积热是咽痛常见证型之一，常见于平时喜欢进食煎炸、辛辣的食物，加上常熬夜，咽喉疼痛红肿明显，大便秘结、口气重、口渴，伸舌照镜子观察舌面不干净，厚腻或厚腻偏黄的舌苔，有上述症状可辨别自己为脾胃积热型的咽痛。

2. 刮一刮，轻松刮走脾胃积热型咽痛

（1）处理：刮痧。

（2）取穴：曲池、尺泽。

（3）简易定位

曲池：仰掌，微屈肘，肘横纹头与肘关节桡侧的高骨（肱骨外上髁）连线的中点。

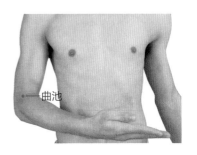

曲池

尺泽：肘部微曲，手掌向前上方，触及肘弯里大筋（肱二头肌腱）的桡侧（外侧），与肘横纹的交点。

（4）操作方法

1）一般取坐着或者躺着的姿势均可。

2）在皮肤上均匀涂上刮痧油、万花油、润滑油等介质。

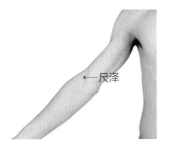

尺泽

3）手握刮痧板，先以轻、慢、柔手法为主，分别在曲池和尺泽及其附近单向刮拭。

4）患者适应后，手法逐渐加重、加快，以患者能耐受为度。

5）遇皮下结节或疼痛点时重点刮拭，以出痧为度。

6）刮痧后配合温开水以助汗出，微微汗出为宜。

（5）注意事项

1）刮拭前仔细检查刮痧工具，以免刮伤皮肤。

2）刮痧过程要避免风寒之邪侵袭，空调、风扇等不宜直吹刮痧部位。

3）刮痧后不宜立刻洗澡，建议 6 小时后再洗温水澡。

4）刮痧后 1~2 天局部出现轻微疼痛、痒感等属正常现象，无需特殊处理。

5）不要在过饥、过饱、过度疲劳及紧张的情况下刮痧治疗。

6）血糖控制欠佳或有重症贫血、血小板减少及有凝血功能障碍者不适宜刮痧。

（三）外感风寒型咽痛

1. 怎么判断自己是外感风寒引起的咽痛？

外感风寒引起的咽痛多发生在夏季，不慎淋雨、游泳或长期待在空调房里，不慎着凉。常常是伴有鼻塞、头痛、打喷嚏、怕冷等症状，喝热水或喝姜汤咽痛可缓解。这些情况可辨识为外感风寒型的咽痛。

2. 轻松"艾"一下，摆脱外感风寒型咽痛

（1）处理：艾灸。

（2）取穴：神阙。

（3）简易定位

神阙：肚脐中央即是本穴。

（4）操作方法

神阙为腹部穴位，可用艾灸箱或艾灸罐直接放在穴位上进行艾灸，时间不宜太长，10～15分钟为宜，微微出汗。

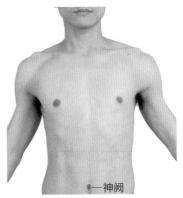

神阙

（5）注意事项

1）外感风寒多以鼻塞、流清涕、头痛为主要症状，出现咽痛的时候，注意艾灸的时间不宜太长。如果艾灸之后咽痛加重，停止艾灸，饮用少许温热淡盐水。重复使用基本方。

2）艾灸注意保暖，不要在空调房或大风口施灸，适当保持空气流通。

3）艾灸后可适当喝热的生姜水或艾叶茶，以助汗出。

（四）肾阴亏虚型咽痛

1. 怎么判断自己是肾阴亏虚引起的咽痛？

（1）经常熬夜至凌晨两三点的，咽部隐隐作痛，伴有口干、梦多、腰酸，有些伴有口腔溃疡，舌尖偏红。

（2）年老人，咽痛反复发作，伴有口腔溃疡、口干，大便干结，还有糖尿病、胃炎等，舌尖偏红。

以上这两种情况临床多见，可辨识为肾阴亏虚型咽痛。

2. 点穴拨筋轻松应对肾阴亏虚型咽痛

（1）处理：点穴拨筋。

（2）取穴：太溪、照海、涌泉。

（3）简易定位

太溪：由足内踝尖往后推至凹陷处（当内踝尖与跟腱间之中点）。

照海：坐位，由内踝尖往下推，至其下缘凹陷处。

涌泉：仰卧或俯卧位，五个足趾屈曲，屈足掌，当足底掌心前面（约足底中线前 1/3 处）正中之凹陷处。

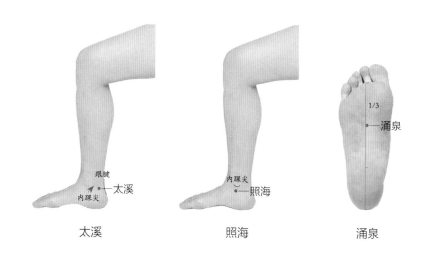

太溪　　　　　　　照海　　　　　　　涌泉

（4）操作方法

1）用大拇指或示指指腹依次抵在上述穴位皮肤上。

2）指腹不离开皮肤，通过按压、旋转、上下左右推动的方法，看看是否能找到明显疼痛的条索状或粟粒状的筋结点。

3）利用点穴拨筋棒的平头端固定在筋结点上，用拨离的手法上下左右拨离 30~50 次。

4）因点穴拨筋棒质硬，拨筋会比较痛，对消瘦、年纪偏大或痛阈较低的人，可能不耐受疼痛。再如没有找到明显筋结点的患者，此时可改用手指指腹依次揉按上述穴位，每个穴位 30~50 下即可。

四、李医生温馨提醒

1. 很多咽痛经过上述基本方处理可即时缓解，注意多休息、多饮温开水，或服用乌梅汤。

2. 如果咽痛反复发作，随着病情的转变，或者因为服用了药物治疗后，证型会有所改变，大家按照上面所描述的辨识要点，对症处理，不会辨识的读者可以请教专业医生或只选用基本方。

3. 如果经上述方法处理未奏效，咽痛难忍，或伴有高热、吞咽受阻，或胸闷胸痛等，一定要前往医院就诊，以免延误病情。

4. 另外有高血压、冠心病等基础病的老人出现咽喉疼痛时要当心，特别是伴随胸闷、汗出、恶心等症状，需及时送医或拨打120，以除外心肌梗死，在等待120期间或者送医院路上，仍可选用基本方处理，为患者争取治疗时间。

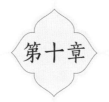

第十章

感冒

一、感冒都有哪些具体症状表现？

感冒是一种常见呼吸道感染性疾病，起病初期通常感觉乏力伴有寒战、打喷嚏或头痛，随后几天出现流鼻涕和咳嗽。多数情况下，患有普通感冒，好好休息、多喝水，很多人不用吃药7~10天就缓解了。但是感冒引起的症状严重影响自己的日常生活及工作，而且容易传染给体质较差的家人和同事，对有基础病如支气管扩张、肾病综合征、心衰等的患者，感冒就显得不那么"友善"，会诱发基础病的发作或加重。有些感冒还会引起心肌炎、脑炎等疾病。所以感冒不容忽视，早期使用外治法的干预能非常有效缩短感冒的病程及阻断感冒之后诱发的疾病。

中医认为感冒是由于六淫、时行病毒侵袭人体而发病。以感受风邪为主，但在不同的季节，往往夹时邪而侵入人体，如冬季多夹寒邪，春季多夹风邪，暑季多夹暑湿，秋季多夹燥邪，其中尤以风寒、风热、暑湿为多见。感冒主要临床表现：恶风或恶寒、发热、鼻塞、流涕、咳嗽、喷嚏、头痛、咽痛、肢体痛等。

二、两个妙招，教你远离感冒困扰

感冒有风寒、风热、风湿等多个证型，如果大家没有中医功底，或者很难辨别自己是属于哪一类型的感冒，不管寒证、热证，只要有感冒这个症状就可以选择以下基本方案。第一是刮痧疗法，第二是穴位点按。大家使用的时候重点选用第一种方法。本处介绍穴位的点按，主要是针对家里的婴幼儿，不配合刮痧的，直接找几个常用穴位点按，对感冒也有一定的干预作用。

处理方法一：颈项部刮痧。

6 岁以内的小孩如不能配合刮痧，可在方案中的穴位或整个颈项部外涂复方薄荷软膏，用指腹或掌根反复擦拭，以使局部皮肤潮红或出痧，也能达到治疗感冒的作用。

1. 部位

从风池、天柱开始，依次沿肩井、大椎、风门、肺俞，连线区域。

2. 简易定位

风池：俯伏坐位，以拇示两指从枕骨粗隆两侧向下推按，当至枕骨下缘凹陷处与乳突之间，即斜方肌与胸锁乳突之间，用力按有酸胀麻感处。

天柱：后发际中央往上五分（大约一个小指横指大小）是哑门，由哑门旁开约二横指，项部大筋（即斜方肌）的外缘处。

大椎：坐位低头，项后上背部脊柱最

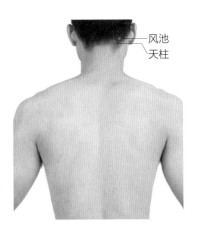

风池、天柱

上方突起之椎骨（第七颈椎），其下缘凹陷处。

肩井：大椎与肩峰最高点连线之中点。

风门：由大椎，往下推两个椎骨即为第二胸椎，由此椎棘突下双侧旁开两横指（示、中指）处。

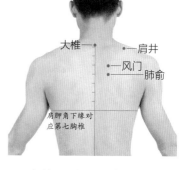

肩井、风门、肺俞、大椎

肺俞：由大椎，往下推三个椎骨即为第三胸椎，由此椎棘突下双侧旁开两横指（示、中指）处。

3. 操作方法

（1）坐位低头，充分暴露项背部。

（2）在皮肤上均匀涂上刮痧油、万花油、润滑油等介质。

（3）手握刮痧板，先以轻、慢、柔手法为主，从风池开始，依次刮向肩井、大椎、风门、肺俞。

（4）患者适应后，手法逐渐加重、加快，以患者能耐受为度。

（5）遇皮下结节或疼痛点时重点刮拭，以出痧为度。

（6）刮痧后配合温热的姜茶、姜粥、艾叶水等药膳以助汗出，微微汗出为宜。

4. 注意事项

（1）刮拭前仔细检查刮痧工具，以免刮伤皮肤。

（2）刮痧过程要避免风寒之邪侵袭，空调、风扇等不宜直吹刮痧部位。

（3）刮痧后不宜立刻洗澡，建议6小时后再洗温水澡。

（4）刮痧后1~2天局部出现轻微疼痛、痒感等属正常现象，无需特殊处理。

（5）不要在过饥、过饱、过度疲劳及紧张的情况下刮痧治疗。

（6）血糖控制欠佳、有重症贫血、血小板减少及有凝血功能障碍者不适宜刮痧。

（7）孕妇不宜在大椎、肩井等穴位刮痧。

处理方法二：点穴拨筋。

点穴拨筋方法就是穴位点按，提出用点穴拨筋棒是为了方便操作，可直接点到穴位或压痛点，但点穴拨筋棒质偏硬，偏瘦、年纪偏大或痛阈较低的人会觉得有点痛，可以改用手指指腹揉按，同样可达到点穴拨筋的功效。

1. 取穴　曲池、合谷、鱼际、中渚。

2. 简易定位

合谷：拇、示指张开，使虎口拉紧，另一手的拇指关节横纹压在虎口上，拇指关节向前弯曲压在对侧的拇、示指指蹼上，拇指尖所指处。

曲池：仰掌，微屈肘，肘横纹头与肘关节桡侧的高骨（肱骨外上髁）连线的中点。

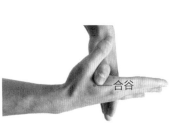

合谷

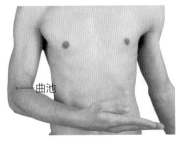

曲池

鱼际：屈肘立掌，手掌桡侧掌指关节后第一掌骨中间，赤白肉际处（即手掌面与背面交界处）。

中渚：握拳俯掌，在手背第四、五掌骨头之间掌指关节后方凹陷处。

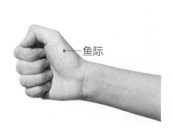
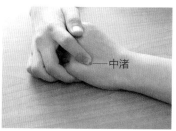

鱼际　　　　　　　　　　　　中渚

3. 操作方法

（1）用大拇指或示指指腹依次抵在上述穴位皮肤上。

（2）指腹不离开皮肤通过按压、旋转、上下左右推动的方法，看看是否能找到明显疼痛的条索状或粟粒状的筋结点。

（3）利用点穴拨筋棒的平头端固定在筋结点上，用拨离的手法上下左右拨离 30～50 次。

（4）因点穴拨筋棒质硬，拨筋会比较痛，对消瘦、年纪偏大或痛阈较低的人，可能不耐受疼痛，或没有找到明显筋结点可改用手指指腹依次揉按上述穴位，每个穴位 30～50 下。

三、不同类型的感冒该如何鉴别、对症处理？

感冒的三种常见证型，分别有外感风寒、外感风热、外感暑湿。大家在按照基本方处理后，还想进一步知道自己是哪一类型的感冒，可以对照每一证型的辨识要点去确定，感冒初期，证型比较单一，很容易辨别出来；但原有基础病、感冒反反复复或者服用一些药物治疗后，证型会变得复杂，有些是虚实夹杂，有些是寒热并见，这种情况大家没办法辨识清楚的，建议只选用上述基本方案，或者咨询专业的中医医生。

（一）外感风寒型感冒

1. 哪些症状提示你是外感风寒型感冒？

（1）夏季睡觉的时候空调温度过低，或者长时间待在空调房里，出现打喷嚏、鼻塞、怕冷，需要多添加衣服、双手冰凉的。

（2）淋雨、游泳之后，打哆嗦、需添加衣服、打喷嚏、流鼻涕，需要喝热饮的。

（3）秋冬天穿着少，或者寒冷天气长时间户外劳作后出现打喷嚏、鼻塞、流清鼻涕的，伸舌是淡红的。

上述三种情况是感受风寒的常见原因及症状，有一种情况符合的就可以辨识为外感风寒型感冒。

2. 轻松一"艾"，艾走外感风寒型感冒

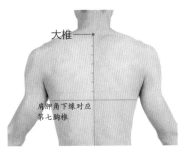

大椎

（1）处理：艾灸。

（2）取穴：大椎、风门、肺俞、神阙。

（3）简易定位

大椎：坐位低头，项后上背部脊柱最上方突起之椎骨（第七颈椎），其下缘凹陷处。

风门：由大椎，往下推两个椎骨即为第二胸椎，由此椎棘突下双侧旁开两横指

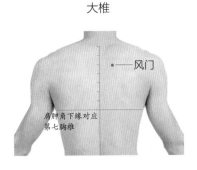

风门

（示、中指）处。

肺俞：由大椎，往下推三个椎骨即为第三胸椎，由此椎棘突下双侧旁开两横指（示、中指）处即是本穴。

神阙：肚脐中央即是本穴。

（4）操作方法

1）用手持点燃的艾条灸到特定部位，距离皮肤 3～4cm，以被灸者的温感作为标准，感觉适宜即可，操作的时候可以将艾条上下、左右移动，也可以静止不动。

2）大椎、风门、肺俞都在颈背部，建议家里常备一个可以同时插几根艾条的艾灸箱，治疗的时候趴着，让家人帮忙把艾灸箱放到颈背部即可。

3）神阙位于肚脐，艾灸的时候也可以准备一个插一根艾条的艾灸箱，直接放在肚脐上进行艾灸。

4）颈背部和腹部穴位可以交替进行，每个部位灸 15～20 分钟，微微出汗为宜。

（5）注意事项

1）艾灸注意保暖，不要在空调房或大风口施灸，适当保持空气流通。

2）艾灸后可适当喝热的生姜水或艾叶茶，以助汗出。

3）艾灸过程中，部分患者会出现明显的局部反应，如发麻、排风、排寒、发痒，属于正常现象，不需特殊处理；出现局部有水汽，及时用干毛巾擦拭；出现局部刺痛的感觉，触摸肤温并不高，这种情况保证艾灸的安全距离，可继续艾灸。

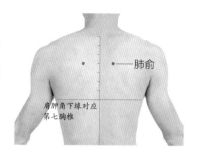

肺俞

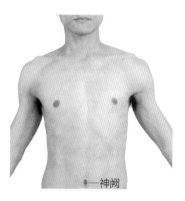

神阙

4）艾灸后，出现小的水疱一般不用处理，3~5天可以自行吸收；大的水疱需要在医生指导下处理，以免感染。

5）血糖偏高、有感觉障碍的患者慎灸，以免烫伤感染。

（二）外感风热型感冒

1. 怎么判断自己是外感风热型感冒？

（1）天气炎热的时候，户外工作或活动，没有喝足够的水，出现鼻塞、流黄鼻涕、头胀痛，或发热，伸舌照镜子舌面偏干，舌尖呈红色的。

（2）进食煎炸辛辣，如煎饼、坚果、辣脖子等，次日出现口干、咽干或咽痛，兼鼻塞、咳嗽、甚或流鼻血，伸出舌头偏红的。

上述情况是感受风热的常见原因，有一种情况符合的就可以辨识为外感风热型感冒。

2. 两个方法，帮你赶走外感风热型感冒困扰

这里列举了两个方法，第一是中指指腹点刺放血，第二是曲池点刺放血加拔罐。因风热型感冒很多时候表现为发热、咽痛、咳嗽等，在基本方处理之后，很多症状可以缓解。如果发热、咽痛比较明显，就同时结合这两种方法，选其一就可以，两种方法左右手可交替使用。曲池的点刺放血很难挤出血，所以需要借助真空抽气罐吸附。

处理方法一：中指指腹点刺放血。

（1）部位：中指指腹。

（2）简易定位：中指末节腹侧部分。

（3）操作方法

1）首先确定中指指腹的刺血点。

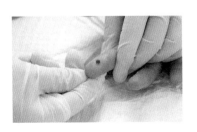

中指指腹放血

2）操作者用拇指与示指，示指在下，拇指在上，固定被操作者的中指，操作者用拇指指腹用力捋动被操作者中指指腹，捋向指尖，固定片刻，观察回血最快或者明显充血的点，即为刺血点。

3）用 75% 酒精棉片在中指指腹由内到外进行消毒，消毒 1~2 遍。

4）戴上医用手套，使用安装好的血糖笔对准中指指腹点刺。

5）反复用力从下往上挤压，挤出瘀血 3~5 滴，瘀血明显时可至 8~10 滴，或血由暗红变成淡红为宜。

6）治疗后，用 75% 酒精棉片消毒，并清理血迹。

7）如果刺血处仍有出血，可用消毒棉球或纱块按压片刻。

8）放血后，半小时之内不要洗手。

处理方法二：曲池点刺放血 + 拔罐。

（1）取穴：曲池。

（2）简易定位

曲池：仰掌，微屈肘，肘横纹头与肘关节桡侧的高骨（肱骨外上髁）连线的中点。

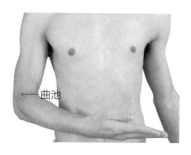

曲池

（3）操作方法

1）患者采用坐位或平卧位。

2）用 75% 酒精棉片在曲池由内到外进行消毒，消毒 1~2 遍。

3）戴上医用手套，使用安装好的血糖笔对准曲池。

4）按动血糖笔进行点刺，点刺选取穴位及穴位附近 1~3 处。

5）用小号真空抽气罐固定在穴位上，用真空抽气枪吸气，以罐内形成负压，固定在穴位上，留罐 10~15 分钟。

6）治疗后，用 75% 酒精棉片消毒，并清理血迹。

7）如果刺血处仍有出血，可用消毒棉球或纱块按压片刻。

8）放血后，局部建议 6 小时后才沾水。

（4）注意事项

1）建议家里常备一支血糖笔，血糖笔的点刺，操作简单、安全，详细步骤可查看总论部分血糖笔的操作。

2）中指指腹点刺放血，放血量极少，对身体无伤害，可放心使用。

3）曲池的点刺放血挤压是很难放出来的，需要借助真空抽气罐。

4）不能空腹或者是暴饮暴食后进行该操作，以免发生晕血、晕针等不适。

5）如有晕血、晕针史或者血小板低下、凝血功能障碍的患者不宜使用。

（三）外感暑湿型感冒

1. 外感暑湿型感冒的真相？

外感暑湿发生在盛夏暑热天气，暑热天气中受凉（吹空调、吃冷饮等）后，身体处于相对虚弱的状态，这时候盛夏外界的暑湿之邪趁虚而入。如果自己长时间在暑热的天气户外劳作，出现鼻塞、流黏稠鼻涕，并觉得身体很沉重，不想动，皮肤黏腻不干爽的感觉，有部分人会有胃口不好、排便不畅快、粘马桶等症状，伸舌照镜子厚厚的一层腻腻的舌苔，可以是白的，也可以是黄的，这种情况可辨识为外感暑湿，而且这种外感暑湿的症状缠绵难愈，病程相对较长。

2. 一条"经"摆脱暑湿感冒困扰

（1）处理：拔罐。

（2）部位：膀胱经背段。

（3）简易定位：在人体后背正中脊椎骨旁开约两横指（示、中指）（一寸半）及旁开约四横指（三寸）的位置，左右各两个区域，就是膀胱经在背部的主要区域。

（4）操作方法

1）患者采用俯卧位，充分暴露操作部位。

2）从双侧大杼（坐位低头，项后上背部脊柱最上方突起之椎骨，往下推一个椎骨即为第一胸椎，由此椎棘突下旁开两横指（示、中指）处开始定罐，依次往下排列，左右各一，一共排10个到12个罐。

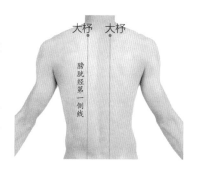

膀胱经背段

3）用真空抽气枪抽气固定，吸力以患者耐受度为主。

4）留罐时间：10～15分钟。

5）留罐过程中，注意观察皮肤颜色变化或有无水疱。

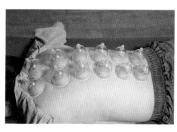

膀胱经拔罐

（5）注意事项

1）拔罐期间注意保暖。

2）拔罐后建议6小时后才洗澡，不宜洗冷水澡。

3）拔罐时间控制在10～15分钟。

4）拔罐出现水疱，小的水疱一般不用处理，2～3天可自行吸收；大的水疱需要在医生指导下处理，以免感染。

5）凝血功能障碍、患有出血性疾病（如血友病、血小板减少、再生障碍性贫血等）的患者不适合使用拔罐。

6）血糖控制欠佳的患者不宜拔罐，如因病情需要拔罐时间不宜超过10分钟。

7）支气管扩张、肺气肿患者背部及胸前不宜拔罐。

8）孕妇不建议拔罐。

9）六岁以内小孩的皮肤比较稚嫩，不配合拔罐的，可使用复方薄荷软膏，用中指和示指指腹擦拭，两侧膀胱经，以使局部皮肤潮红、汗出或出痧，也能达到祛暑湿效果。

四、李医生温馨提醒

1. 普通感冒经过上述基本方案的处理后，好好休息、多喝水，症状很快便能缓解，越早干预疗效越好，病程越短。

2. 特别对于孩子、老年人、经常熬夜的人，一出现有打喷嚏的症状马上用上述方法干预，很快就好了。

3. 不是所有的感冒都这么"友善"，有些感冒还会引起心肌炎、脑炎等致命性的疾病，如果感冒后出现乏力、精神差、呼吸困难、胸闷、气促或者高热等，千万别不当回事，应及时到医院就诊排查。

4. 对于有基础病如支气管扩张、肾病综合征、心衰等的患者，感冒会诱发基础病的发作或加重，所以重在预防，增强体质，这种情况需要及时就医，确定基础病没有加重的情况下，在医生指导下行外治法干预。

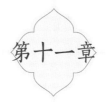

第十一章

咳嗽

一、咳嗽都有哪些真相？

咳嗽是一种呼吸道常见症状，由于气管、支气管黏膜或胸膜受炎症、异物、物理或化学性刺激引起。咳嗽具有清除呼吸道异物和分泌物的保护性作用，但如果咳嗽不停，由急性转为慢性，常给患者带来很大的痛苦，如胸闷、咽痒、喘气等。咳嗽是许多疾病的一种伴随症状，反复咳嗽或伴气促、咳喘、发热、胸痛，需要前往医院行胸部 X 线或 CT、肺功能等检查以排除一些可以引起慢性、顽固性咳嗽的其他疾病。

中医认为咳嗽分外感咳嗽与内伤咳嗽，外感咳嗽病因为外感六淫之邪；内伤咳嗽病因为饮食、情志等内伤因素致脏腑功能失调，内生病邪。外感咳嗽与内伤咳嗽，均是病邪引起肺气不清失于宣肃，迫气上逆而作咳。

很多人咳嗽时第一反应都是想把这烦人的咳嗽赶紧止住，有些会自行服用一些止咳药物，或者使用一些止咳偏方，但是咳嗽仍未见好转，有时候还有加重的趋势。门诊常常接诊感冒之后持续咳嗽，或者一遇到天气变化、食用寒凉、煎炸之品就诱发咳嗽，服用很多药物均未能治愈的患者，经过辨证使用针灸、艾灸等外治法，咳嗽症状均可得到很好的控制。所以出现咳嗽第一时间不要一味止咳，可以宣降肺气，驱邪外出为主，家庭外治法的使用是很好的干预方法。

医院检查明确诊断为器质性病变如肺癌、支气管扩张、阻塞性肺气肿、气胸、肺心病等引起的咳嗽不在本章范畴。

二、两个小妙招，教会你咳嗽基本方

咳嗽的中医证型很多，有些错综复杂，很难辨识清楚是哪种类型，所以为了让大家随时使用操作简单的外治法，给大家列举了以下两个小妙招，第一是中指指腹的点刺放血，第二是穴位的点按。只要有咳嗽的症状，不管哪一个证型，都可以使用这两个小妙招。

临床发现，咳嗽刚发生，立刻在中指指腹点刺挤出一点点血，可以很快缓解咳嗽症状，特别对小孩因为感冒引起的咳嗽，疗效更好，中指指腹放血让"邪有出路""调畅气机"；针对反复咳嗽的患者，可以经常点按以下列举的穴位。

处理方法一：中指指腹点刺放血。

1. 部位

   中指指腹。

2. 简易定位

   中指末节腹侧部分。

3. 操作方法

   （1）首先确定中指指腹的刺血点。

   （2）操作者用拇指与示指，示指在

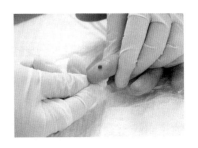

中指指腹放血

下，拇指在上，固定被操作者的中指，操作者用拇指指腹用力捋动被操作者中指指腹，捋向指尖，固定片刻，观察回血最快或者明显充血的点，即为刺血点。

（3）用75%酒精棉片在中指指腹由内到外进行消毒，消毒1~2遍。

（4）戴上医用手套，使用安装好的血糖笔对准中指指腹点刺。

（5）反复用力从下往上挤压，挤出瘀血3~5滴，瘀血明显时可至8~10滴，或血由暗红变成淡红为宜。

（6）治疗后，用75%酒精棉片消毒，并清理血迹。

（7）如果刺血处仍有出血，可用消毒棉球或纱块按压片刻。

（8）放血后，半小时之内不要洗手。

4. 注意事项

（1）建议家里常备一支血糖笔，血糖笔的点刺，操作简单、安全，详细步骤可查看总论部分血糖笔的操作。

（2）中指指腹点刺放血治疗咳嗽，重在"调畅气机，邪有出路"，放血量极少，对身体无伤害，可放心使用。

（3）不能空腹进行该操作，以免发生晕血、晕针等不适。

（4）如有晕血、晕针史或者血小板低下、凝血功能障碍的患者不宜使用。

（5）孕妇禁用。

处理方法二：点穴拨筋。

点穴拨筋方法就是穴位点按，本处提出用点穴拨筋棒是为了方便操作、直接点到穴位或压痛点，但点穴拨筋棒质偏硬，偏瘦、年纪偏大或痛阈较低的人会觉得有点痛，可以改用手指指腹揉按，同样可达到点穴拨筋的功效。

1. 取穴

合谷、鱼际、太渊、孔最、尺泽。

2. 简易定位

合谷：拇、示指张开，使虎口拉紧，另一手的拇指关节横纹压在虎口上，拇指关节向前弯曲压在对侧的拇、示指指蹼上，拇指尖所指处。

鱼际：屈肘立掌，手掌桡侧掌指关节后第一掌骨中间，赤白肉际处（即手掌面与背面交界处）。

孔最：先取掌后第一腕横纹及肘横纹之间的中点，由中点向上量一横指（一寸），平该点水平线，摸前臂外侧骨头的内缘（桡骨尺侧），即是本穴。

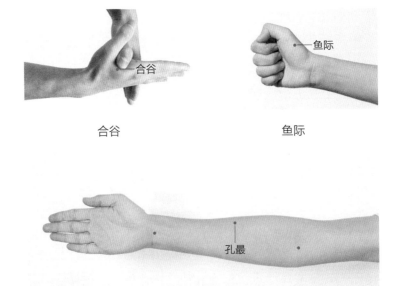

合谷   鱼际

孔最

太渊：掌心向上，手掌后拇指所在侧（桡侧），可触及一小圆骨（大多角骨）的外侧（桡侧）下缘，当掌后第一横纹有脉搏搏动处即是本穴。

尺泽：肘部微曲，手掌向前上方，触及肘弯里大筋（肱二头肌腱）的桡侧（外侧），与肘横纹的交点。

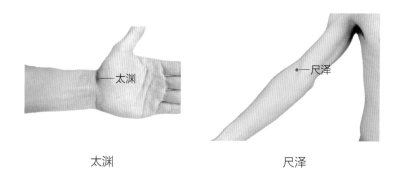

太渊　　　　　　　　　　　尺泽

3. 操作方法

（1）用大拇指指腹依次抵在上述穴位皮肤上。

（2）指腹不离开皮肤通过按压、旋转、上下左右推动的方法，找到明显疼痛的条索状或粟粒状的筋结点。

（3）利用点穴拨筋棒的平头端固定在筋结点上，用拨离的手法上下左右拨离30~50次。

（4）因点穴拨筋棒质硬，拨筋会比较痛，对消瘦、年纪偏大或痛阈较低的人，可能不耐受疼痛，或没有找到明显筋结点可改用手指指腹依次揉按上述穴位，每个穴位30~50下即可。

三、咳嗽该如何分型，怎么对症处理？

使用咳嗽基本方的同时，如果大家有一定的中医基础或想进一步分析自己或家人是何种证型，可以通过以下篇章以判断自己咳嗽的证型，在使用基本方之一的同时可进一步使用对应咳嗽类型的治疗方案。

本章主要列举了咳嗽的四种常见证型，如外感风寒、外感风热、痰湿蕴肺、肺肾阴虚。外感燥邪也是咳嗽的常见证型，这一证型参考基本方便可，还有痰热蕴肺、肝火犯肺因较难掌握，未一一列举。

外感咳嗽或咳嗽初期根据以下列举的自我辨识要点，很容易辨证自己是什么类型咳嗽，但对有基础病、病程长、反复咳嗽的患者，或就诊后使用了药物治疗的患者，证型往往会变化或重叠，这种情况很难自我辨识，要咨询专业的中医医生。

（一）外感风寒型咳嗽

1. 出现哪些症状提示你是外感风寒型咳嗽？

（1）夏季睡觉的时候空调温度过低，或者长时间待在空调房里劳作，出现打喷嚏、鼻塞、咳嗽、需添加衣服、喝热饮、双手冰凉的，咳痰稀薄。

（2）淋雨、游泳之后，出现咳嗽、打喷嚏、流鼻涕，需要喝热饮的。

（3）秋冬天穿着少，户外活动后出现咳嗽、打喷嚏、流清涕、头痛的。

上述三种情况是感受风寒的常见原因及症状，有一种情况符合的就可以辨识为外感风寒型咳嗽。

2. 轻松一"艾"，赶走外感风寒型咳嗽没烦恼

（1）处理：艾灸。

（2）取穴：大椎、风门、肺俞、天突。

（3）简易定位

大椎：坐位低头，项后上背部脊柱最上方突起之椎骨（第七颈椎），其下缘凹陷处。

风门：由大椎，往下推两个椎骨即为第二胸椎，由此椎棘突下双侧旁开两横指（示、中指）处即是本穴。

肺俞：由大椎，往下推三个椎骨即为第三胸椎，由此椎棘突下双侧旁开两横指（示、中指）处即是本穴。

天突：仰靠坐位，胸骨上端凹陷中。

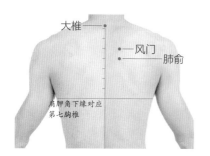

大椎、风门、肺俞

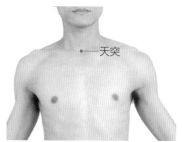

天突

（4）操作方法

1）用手持点燃的艾条灸到特定部位，距离皮肤3~4cm，以被灸者的温感作为标准，感觉适宜即可；可以将艾条上下移动（雀啄灸）、左右移动（回旋灸），也可以静止不动（温和灸）。

2）因大椎、风门、肺俞都在颈背部。家里常备一个可以同时插几根艾条的艾灸箱，治疗的时候趴着，让家人帮忙把艾灸箱放到颈背部即可。

3）每个部位灸15~20分钟，微微出汗为宜。

（5）注意事项

1）艾灸注意保暖，不要在空调房或大风口施灸，适当保持空气流通。

2）因天突在身体前上部位，艾灸过程中有艾烟产生，如果对艾烟的刺激比较敏感的，需要戴上口罩或者不灸此处。

3）艾灸后可适当喝热的生姜水或艾叶茶，以助汗出。

4）艾灸过程中，部分患者会出现明显的局部反应，如发麻、排风、排寒、发痒，属于正常现象，不需特殊处理；出现局部有水汽，及时用干毛巾擦拭；出现局部刺痛的感觉，触摸肤温并不高，这种情况保证艾灸的安全距离，可继续艾灸。

5）艾灸后，出现小的水疱一般不用处理，3～5天可以自行吸收；大的水疱需要在医生指导下处理，以免感染。

6）血糖偏高、有感觉障碍的患者慎灸，以免烫伤感染。

7）小孩不配合艾灸，可以用粗盐250g加热，用毛巾包裹，烫煨上面穴位即可。

（二）外感风热型咳嗽

1. 怎么判断自己是外感风热型咳嗽？

（1）天气炎热的时候，户外工作或活动，出现咽干、咳嗽、痰黄，伸舌照镜子舌尖偏红。

（2）进食煎炸辛辣，如煎饼、坚果、辣脖子等，次日出现口干、咽干、咳嗽、咳黄痰，伸出舌头偏红的。

上述两种情况是感受风热的常见原因及症状，有一种情况符合的就可以辨识为外感风热型咳嗽。

2. 巧用刮痧，摆脱外感风热型咳嗽困扰

（1）部位：从风池、天柱开始，依次刮向肩井、大椎、风门、肺俞，连线区域。

（2）简易定位

风池：俯伏坐位，以拇示两指从枕骨粗隆两侧向下推按，当至枕骨下缘凹陷处与乳突之间，即斜方肌与胸锁乳突之间，用力按有酸胀麻感处。

天柱：后发际中央往上五分（大约一个小指横指大小）是哑门，由哑门旁开约二横指，项部大筋（即斜方肌）的外缘处。

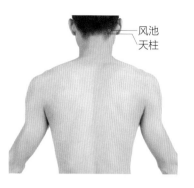

风池、天柱

大椎：坐位低头，项后上背部脊柱最上方突起之椎骨（第七颈椎），其下缘凹陷处。

肩井：大椎与肩峰最高点连线之中点。

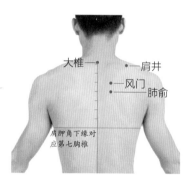

肩井、风门、肺俞、大椎

风门：由大椎，往下推两个椎骨即为第二胸椎，由此椎棘突下双侧旁开两横指（示、中指）处。

肺俞：由大椎，往下推三个椎骨即为第三胸椎，由此椎棘突下双侧旁开两横指（示、中指）处。

（3）操作方法

1）坐位低头，充分暴露项背部。

2）在皮肤上均匀涂上刮痧油、万花油、润滑油等介质。

3）手握刮痧板，先以轻、慢、柔手法为主，从风池开始，依次刮向肩井、大椎、风门、肺俞。

4）患者适应后，手法逐渐加重、加快，以患者能耐受为度。

5）遇皮下结节或疼痛点时重点刮拭，以出痧为度。

6）刮痧后配合温热的姜茶、姜粥、艾叶水等药膳以助汗出，微微汗出为宜。

（4）注意事项

1）刮拭前仔细检查刮痧工具，以免刮伤皮肤。

2）刮痧过程要避免风寒之邪侵袭，空调、风扇等不宜直吹刮痧部位。

3）刮痧后不宜立刻洗澡，建议6小时后再洗温水澡。

4）刮痧后1~2天局部出现轻微疼痛、痒感等属正常现象，无需特殊处理。

5）不要在过饥、过饱、过度疲劳及紧张的情况下刮痧治疗。

6）血糖控制欠佳或有重症贫血、血小板减少及有凝血功能障碍者不适宜刮痧。

7）孕妇不宜在大椎、肩井等穴位刮痧。

8）6岁以内的小孩如不能配合刮痧，可在方案中的穴位或整个颈项部外涂复方薄荷软膏，用指腹或掌根反复擦拭，以使局部皮肤潮红或出痧，也能达到治疗咳嗽的效果。

（三）痰湿蕴肺型咳嗽

1. 痰湿蕴肺型咳嗽常见症状

既往多有慢性支气管炎病史，素体肺气虚弱，容易疲倦，不慎感受风邪后，咳嗽、痰多、痰白、黏稠，伸舌舌苔是厚腻的，即可辨识为痰湿蕴肺。

2. 一招"艾灸"，改善痰湿蕴肺型咳嗽

（1）处理：艾灸。

（2）取穴：丰隆、阴陵泉、公孙、尺泽。

（3）简易定位

丰隆：外膝眼（犊鼻）与外踝前缘平外踝尖处连线的中点，距胫骨前脊约二横指处。

阴陵泉：坐位，用拇指沿小腿内侧骨内缘（胫骨内侧）由下往上推，至拇指抵膝关节下时，胫骨向内上弯曲之凹陷处。

公孙：由足蹈趾内侧后有一关节（第一跖趾关节）往后用手推有一弓形骨，弓形骨后端下缘凹陷处（第一跖骨基底内侧前下方）。

尺泽：肘部微曲，手掌向前上方，触及肘弯里大筋（肱二头肌腱）的桡侧（外侧），与肘横纹的交点。

（4）操作方法：具体操作方法及注意事项见外感风寒型咳嗽篇。

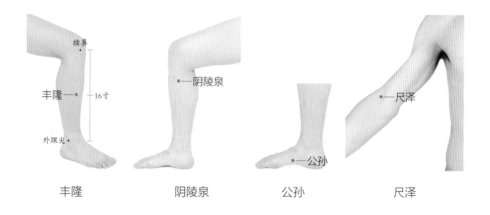

| 丰隆 | 阴陵泉 | 公孙 | 尺泽 |

（四）肺肾阴虚型咳嗽

1. 出现这些症状，要警惕肺肾阴虚型咳嗽！

多发生在老年人，有糖尿病、慢性支气管炎等病史，病程较长，人比较消瘦，平素口干口渴、干咳很少痰，或痰黏稠、痰中带血；或伴有腰酸、大便秘结、小便清长、耳鸣等，舌面比较光滑，舌尖偏红，可辨识为肺肾阴虚型咳嗽。

2. 肺肾阴虚型咳嗽该如何处理？

（1）处理：点穴拨筋。

（2）取穴：太溪、照海、涌泉。

（3）简易定位

太溪：由足内踝尖往后推至凹陷处（当内踝尖与跟腱间之中点）。

照海：坐位，由内踝尖往下推，至其下缘凹陷处。

涌泉：仰卧或俯卧位，五个足趾屈曲，屈足掌，当足底掌心前面（约足底中线前 1/3 处）正中之凹陷处。

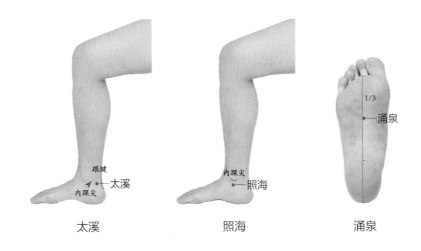

太溪　　　　　　　　照海　　　　　　　　涌泉

（4）操作方法

1）用拇指指腹依次抵在上述穴位皮肤上。

2）指腹不离开皮肤通过按压、旋转、上下左右推动的方法，看看是否能找到明显疼痛的条索状或粟粒状的筋结点。

3）利用点穴拨筋棒的平头端固定在筋结点上，用拨离的手法上下左右拨离 30~50 次。

4）因点穴拨筋棒质硬，拨筋会比较痛，对消瘦、年纪偏大或痛阈较低的人，可能不耐受疼痛，或没有找到明显筋结点可改用手指指腹依次揉按上述穴位，每个穴位 30 ~ 50 下即可。

四、李医生温馨提醒

1. 咳嗽临床辨证分型除了外感风热、风寒引起，还有痰瘀阻络型、肺肾阴虚型等，一般感冒后的咳嗽，或熬夜、进食辛辣、长时间大声讲话等引起的咳嗽，经上面的外治法治疗，可很快得到缓解。

2. 但是，有时候咳嗽临床辨证非常困难，特别是有慢性支气管炎、肺心病、支气管扩张、心功能衰竭等基础病的老年人，很多是虚实夹杂，又有寒又有热，艾灸、刮痧这些治疗都要权衡患者情况，不宜随意用，遇到这些情况，建议尽早前往医院就诊，在医生的指导之下服药或用外治法治疗。

3. 有部分患者平时体健，但间断咳嗽 1 月，或伴有胁肋痛甚或有血丝痰的，也要及时就医，行胸片、CT 等检查以免耽误病情。

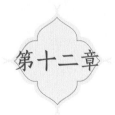

第十二章

声音沙哑

一、声音沙哑是种什么样的体验？

平常大家所说的"声音沙哑""喉咙发炎"现象，多数都属于医学上"喉炎"的范畴，喉炎有急性喉炎和慢性喉炎之分。急性喉炎是病毒和细菌感染所致的喉黏膜急性炎症，常为急性上呼吸道感染的一部分。急性喉炎反复发作或迁延不愈常会导致慢性喉炎。慢性喉炎的主要症状，初期可为间歇性的声音沙哑，用嗓越频繁则声嘶越重，渐变为持续性声嘶；另外还会有喉部分泌物增加，患者常感受到喉咙有痰，需要频繁清嗓；觉得咽部有异物感、灼热疼痛、干燥感等。慢性喉炎多认为是持续性喉部受刺激所致，如用声过度、发声不当，或过强、过多用声，过高、过长时间的演唱，这常见于教师、演员、歌唱家、售货员等。

声音沙哑，中医把本病叫"慢喉瘖"，急性的声音沙哑，多是感受风寒、风热之邪引起，慢性的声音沙哑，多由脾虚湿盛、虚火上炎等引起。这些情况在家里可以使用外治法早期干预，可减轻声音沙哑带来的不便。持续性的声音沙哑，特别有喝酒史的，常规处理后未见缓解，需及时医院就诊查明病因，以免耽误病情。声带结节、声带肿物、喉癌等疾病不在本处范畴。

二、两种方法，教你学会声音沙哑基本方

声音沙哑中医辨证，有急性发作外感风寒、风热之邪等，也有慢性发作的脾虚湿盛、肺肾不足等，时常难以辨识清楚是哪种类型，针对这种情况，本书列举了声音沙哑的基本方。只要出现声音沙哑的症状，不管哪一个证型，都可以使用。

声音沙哑基本方列举了两个方法，第一是中指指腹的刺络放血，第二是穴位的点按。临床发现，声音沙哑刚发生，立刻在中指指腹挤一点点血出来，可以很快缓解声音沙哑的症状。中指指腹放血让"邪有出路""调畅气机"。在使用第一种方法后，如果声音嘶哑时间持续或反复发作，可以同时使用第二种方法。

处理方法一：中指指腹点刺放血。

1. 部位

中指指腹。

2. 简易定位

中指末节腹侧部分。

3. 操作方法

（1）首先确定中指指腹的刺血点。

（2）操作者用拇指与示指，示指在下，拇指在上，固定被操作者的中指，操作者用拇指指腹用力捋动被操作者中指指

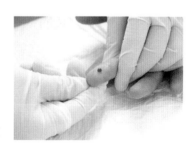

中指指腹放血

腹，捋向指尖，固定片刻，观察回血最快或者明显充血的点，即为刺血点。

（3）用75%酒精棉片在中指指腹由内到外进行消毒，消毒1~2遍。

（4）戴上医用手套，使用安装好的血糖笔对准中指指腹点刺。

（5）反复用力从下往上挤压，挤出瘀血3~5滴，瘀血明显时可至8~10滴，或血由暗红变成淡红为宜。

（6）治疗后，用75%酒精棉片消毒，并清理血迹。

（7）如果刺血处仍有出血，可用消毒棉球或纱块按压片刻。

（8）放血后，半小时之内不要洗手。

4. 注意事项

（1）建议家里常备一支血糖笔，血糖笔的点刺，操作简单、安全，大家可查看总论部分血糖笔的操作。

（2）中指指腹点刺放血治疗声音沙哑，重在"调畅气机，邪有出路"，放血量极少，对身体无伤害，大家可放心使用。

（3）不能空腹进行该操作，以免发生晕血、晕针等。

（4）如有晕血、晕针史或者血小板低下、凝血功能障碍的患者不宜使用。

（5）孕妇禁用。

处理方法二：点穴拨筋。

1. 取穴

合谷、内关、鱼际、曲池、孔最、尺泽。

2. 简易定位

合谷：拇、示指张开，使虎口拉紧，另一手的拇指关节横纹压在虎口上，拇指关节向前弯曲压在对侧的拇、示指指蹼上，拇指尖所指处。

内关：仰掌，微屈腕关节，从腕横纹上三指（二寸），当两条大筋之间。

鱼际：屈肘立掌，手掌桡侧掌指关节后第一掌骨中间，赤白肉际处（即手掌面与背面交界处）。

曲池：仰掌，微屈肘，肘横纹头与肘关节桡侧的高骨（肱骨外上髁）连线的中点。

孔最：先取掌后第一腕横纹及肘横纹之间的中点，由中点向上量一横指（一寸），平该点水平线，摸前臂外侧骨头的内缘（桡骨尺侧），即是本穴。

尺泽：肘部微曲，手掌向前上方，触及肘弯里大筋（肱二头肌腱）的桡侧（外侧），与肘横纹的交点。

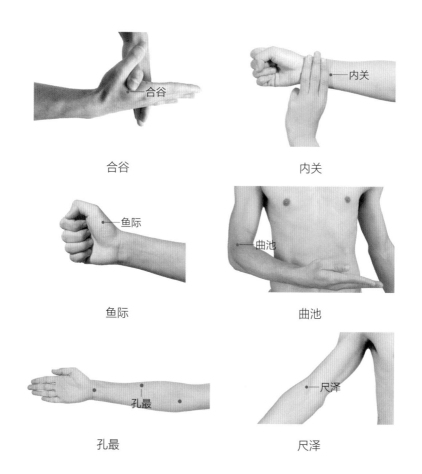

合谷

内关

鱼际

曲池

孔最

尺泽

3. 操作方法

（1）用大拇指指腹依次抵在上述穴位皮肤上。

（2）指腹不离开皮肤通过按压、旋转、上下左右推动的方法，看看是否能找到明显疼痛的条索状或粟粒状的筋结点。

（3）利用点穴拨筋棒的平头端固定在筋结点上，用拨离的手法上下左右拨离 30~50 次。

（4）因点穴拨筋棒质硬，拨筋会比较痛，对消瘦、年纪偏大或痛阈较低的人，可能不耐受疼痛，或没有找到明显筋结点可改用手指指腹依次揉按上述穴位，每个穴位 30~50 下即可。

三、不同原因引起的声音沙哑该如何辨别、对症处理？

在使用治疗声音沙哑基本方的同时，如果有一定的中医基础或对中医非常感兴趣，想进一步分析自己或家人是何种证型，大家可以通过以下篇章对判断自己声音沙哑的证型，在使用基本方之一的同时可进一步使用对应声音沙哑类型的治疗方案。

发热初期根据以下列举的自我辨识要点，很容易辨证自己是什么类型声音沙哑。对病程长，反复声音沙哑发作，或就诊后使用了药物治疗的患者，证型往往会变化或重叠，这种情况很难自我辨识，要咨询专业的中医医生。

（一）风热外袭型声音沙哑

1. 出现哪些症状提示你是风热外袭型声音沙哑？

（1）暑热天气，长时间户外工作或活动，需要长时间讲话，汗出多，没有喝足够的水，出现声音沙哑，伴咽干咽痛、口渴、头胀痛，伸舌照镜子舌面偏干，舌尖呈红色的。

（2）聚会熬夜唱歌聊天，并进食煎炸辛辣，如煎饼、坚果、辣脖子等，次日出现咽干或咽痛、声音沙哑的。

上述两种情况多见，只要有一种情况符合的就可以辨识为外感风热型声音沙哑。

2. 巧用刮痧，赶走风热外袭型声音沙哑

（1）处理：刮痧。

（2）部位：从风池、天柱开始，依次沿肩井、大椎、风门、肺俞，连线区域。

（3）简易定位

风池：俯伏坐位，以拇示两指从枕骨粗隆两侧向下推按，当至枕骨下缘凹陷处与乳突之间，即斜方肌与胸锁乳突之间，用力按有酸胀麻感处。

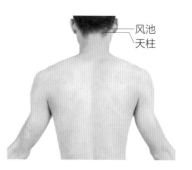

风池、天柱

天柱：后发际中央往上五分（大约一个小指横指大小）是哑门，由哑门旁开约二横指，项部大筋（即斜方肌）的外缘处。

大椎：坐位低头，项后上背部脊柱最上方突起之椎骨（第七颈椎），其下缘凹陷处。

肩井：大椎与肩峰最高点连线之中点。

风门：由大椎，往下推两个椎骨即为第二胸椎，由此椎棘突下双侧旁开两横指（示、中指）处。

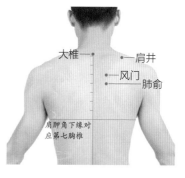

肩井、风门、肺俞、大椎

肺俞：由大椎，往下推三个椎骨即为第三胸椎，由此椎棘突下双侧旁开两横指（示、中指）处。

（4）操作方法

1）坐位低头，充分暴露项背部。

2）在皮肤上均匀涂上刮痧油、万花油、润滑油等介质。

3）手握刮痧板，先以轻、慢、柔手法为主，从风池开始，依次刮向肩井、大椎、风门、肺俞。

4）患者适应后，手法逐渐加重、加快，以患者能耐受为度。

5）遇皮下结节或疼痛点时重点刮拭，以出痧为度。

6）刮痧后配合温热的姜茶、姜粥、艾叶水等药膳以助汗出，微微汗出为宜。

（5）注意事项

1）刮拭前仔细检查刮痧工具，以免刮伤皮肤。

2）刮痧过程要避免风寒之邪侵袭，空调、风扇等不宜直吹刮痧部位。

3）刮痧后不宜立刻洗澡，建议6小时后再洗温水澡。

4）刮痧后1~2天局部出现轻微疼痛、痒感等属正常现象，无需特殊处理。

5）不要在过饥、过饱、过度疲劳及紧张的情况下刮痧治疗。

6）血糖控制欠佳或有重症贫血、血小板减少及有凝血功能障碍者不适宜刮痧。

7）孕妇不宜在大椎、肩井等穴位刮痧。

8）6岁以内的小孩如不能配合刮痧，可在方案中的穴位或整个颈项部外涂复方薄荷软膏，用指腹或掌根反复擦拭，以使局部皮肤潮红或出痧，也能达到邪有出路，改善声音沙哑症状。

（二）外感风寒型声音沙哑

1. 怎么判断自己是外感风寒型声音沙哑？

（1）夏季睡觉的时候空调温度过低，或者长时间待在空调房里，出现声音沙哑、打喷嚏、鼻塞的，照镜子观察舌苔，苔薄白的。

（2）淋雨、游泳之后，打哆嗦、需添加衣服、出现声音沙哑、打喷嚏、流鼻涕，需要喝热饮的。

（3）寒冷天气户外活动工作劳累或熬夜后，需要长时间说话，出现声音沙哑、打喷嚏、鼻塞、流涕的，喝热饮的症状好转，照镜子观察舌苔淡白的。

上述三种情况是感受风寒型声音沙哑的常见原因及症状，有一种情况符合的就可以辨识为外感风寒型声音沙哑。

2. 艾一艾，艾走外感风寒型声音沙哑

（1）处理：艾灸。

（2）取穴：大椎、风门、中脘。

（3）简易定位

大椎：坐位低头，项后上背部脊柱最上方突起之椎骨（第七颈椎），其下缘凹陷处。

风门：由大椎，往下推两个椎骨即为第二胸椎，由此椎棘突下双侧旁开两横指（示、中指）处。

中脘：脐中央与胸骨体下缘两点连线之中央（脐上四寸）。

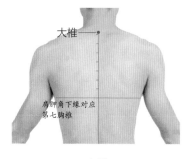

大椎

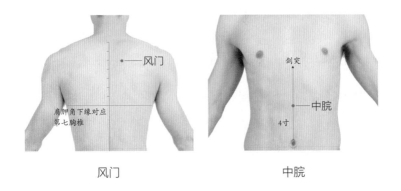

风门　　　　　　　　　　　中脘

（4）操作方法

1）用手持点燃的艾条灸到特定部位，距离皮肤3~4cm，以被灸者的温感作为标准，感觉适宜即可；可以将艾条上下移动（雀啄灸）、左右移动（回旋灸），也可以静止不动（温和灸）。

2）因大椎、风门、肺俞都在颈背部，神阙是腹部穴位，家里常备一个可以同时插几根艾条和插一个孔的艾灸箱，治疗的时候趴着，让家人帮忙把艾灸箱放到颈背部；腹部神阙用小艾箱便可。

3）每个部位灸15~20分钟，每次可以选用两个部位交替使用，也可以根据怕冷、出汗情况两个部位接替进行，微微出汗为宜。

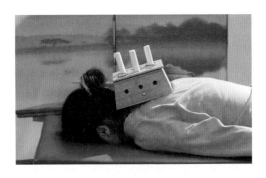

肩颈部艾灸

（5）注意事项

1）艾灸注意保暖，不要在空调房或大风口施灸，适当保持空气流通。

2）艾灸后可适当喝热的生姜水或艾叶茶，以助汗出。

3）艾灸过程中，部分患者会出现明显的局部反应，如发麻、排风、排寒、发痒，属于正常现象，不需特殊处理；出现局部有水汽，及时用干毛巾擦拭；出现局部刺痛的感觉，触摸肤温并不高，这种情况保证艾灸的安全距离，可继续艾灸。

4）艾灸后，出现小的水疱一般不用处理，3~5天可以自行吸收；大的水疱需要在医生指导下处理，以免感染。

5）血糖偏高、有感觉障碍的患者慎灸，以免烫伤感染。

6）小孩不配合艾灸，可以用粗盐250g加热，用毛巾包裹，烫煨上面穴位即可。

（三）脾虚湿盛型声音沙哑

1. 出现这些伴随症状，可能是脾虚湿盛型声音沙哑

（1）体型肥胖，缺少运动，经常要讲话的，常常觉得很疲倦，一场讲话下来就声音嘶哑，喉咙常常有白色黏稠痰咳出，伸舌头照镜子看到舌苔是白腻，厚厚的一层，但不干燥不是黄色的。

（2）平素体质较差，容易拉肚子，长时间讲话不够气，但需要经常讲话，经常要咳痰，胃口不好，声音沙哑反复发作，得到充分休息后可以缓解，伸舌照镜子，舌苔白的。

以上这两种情况是脾虚湿盛型声音沙哑常见症状。

2. 四个穴位，赶走脾虚湿盛型声音沙哑

（1）处理：艾灸。

（2）取穴：中脘、神阙、足三里、阴陵泉。

（3）简易定位

神阙：肚脐中央即是本穴。

中脘：脐中央与胸骨体下缘两点连线之中央（脐上四寸）。

足三里：坐位屈膝，先确定犊鼻的位置，自犊鼻直下四横指，按压有酸胀感处为此穴。

阴陵泉：坐位，用拇指沿小腿内侧骨内缘（胫骨内侧）由下往上推，至拇指抵膝关节下时，胫骨向内上弯曲之凹陷处。

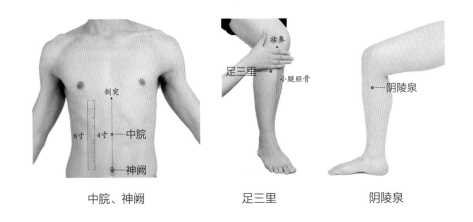

中脘、神阙　　　　足三里　　　　阴陵泉

（4）操作方法

1）用手持点燃的艾条灸到特定部位，距离皮肤 3~4cm，以被灸者的温感作为标准，感觉适宜即可；可以将艾条上下移动（雀啄灸）、左右移动（回旋灸），也可以静止不动（温和灸）。

2）神阙、中脘为腹部的穴位，为操作方便可以使用艾灸箱直接放在穴位进行艾灸。

3）每穴灸 10~15 分钟，微微出汗为宜。

注意事项：请参考外感风寒型声音沙哑。

（四）虚火上炎型声音沙哑

1. 哪些伴随症状提示是虚火上炎型声音沙哑？

常常发生在年轻人身上，经常熬夜至凌晨两三点的，或有抽烟、喝酒的习惯，应酬多、讲话多的，声音沙哑，伴有口干、梦多、心烦、腰酸，或伴有口腔溃疡的，伸舌舌尖是偏红的，这是临床常见的虚火上炎型声音沙哑情况。

2. 巧取三个穴位，对付声音沙哑点穴拨筋有妙招

虚火上炎型的声音沙哑用基本方，就可以处理。但部分患者临床多因为长期熬夜、抽烟喝酒耗伤津液，所以向大家推荐几个滋养肾阴的穴位，平时可以多点按。

（1）处理：点穴拨筋。

（2）取穴：照海、太溪、涌泉。

（3）简易定位

照海：坐位，由内踝尖往下推，至其下缘凹陷处。

太溪：由足内踝尖往后推至凹陷处（当内踝尖与跟腱间之中点）。

涌泉：仰卧或俯卧位，五个足趾屈曲，屈足掌，当足底掌心前面（约足底中线前1/3处）正中之凹陷处。

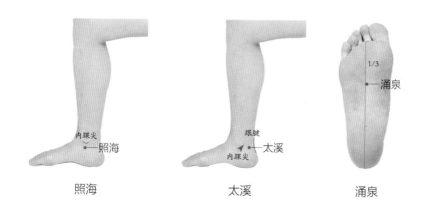

照海　　　　　　太溪　　　　　　涌泉

（4）操作方法：操作方法可参照基本方处理方法二。

四、李医生温馨提醒

1. 上述方法操作简单、安全、有效，可重复使用，对寒热虚实辨证掌握不好，可使用常规处理方法便可起效。
2. 但声音沙哑，除了过度用声、局部炎症等原因，声带肿物、脑干病变等亦可引起，后者常伴有吞咽困难、饮水呛咳、发音不清的症状。如果声音沙哑病程长，经过很多干预尚未起效，或伴随上述症状者，一定要前往医院就诊，以除外声带占位病变或脑干病变，切勿随意使用上述方法，以免延误病情。

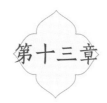

第十三章

鼻塞

一、鼻塞都有哪些具体表现？

鼻塞是常见症状之一。患有鼻塞很难受，呼吸只能用口腔，严重影响生活及睡眠质量，最常见的原因有感冒、鼻炎、鼻窦炎、鼻息肉、鼻中隔偏曲、鼻腔鼻窦肿瘤、腺样体肥大等。

中医认为，鼻塞多是由外感风热及外感风寒引起。外感引起的鼻塞在家里使用外治法可以轻松处理。

如果鼻塞严重或反复发生，伴鼻出血，经简单处理未见缓解，需前往医院诊治，以排除鼻咽部病变。鼻息肉、鼻中隔偏曲、鼻腔鼻窦肿瘤、腺样体肥大引起的鼻塞不在本篇范畴。

二、教你轻松掌握治疗鼻塞基本方

中医讲究辨证，对于没有中医功底的患者来说，可能很难去判断自己或家人属于哪一类证型，就无法找到对应的外治法干预了。针对这种情况，给各位读者介绍一个治疗鼻塞的基本方。只要有鼻塞的症状，不管哪一个证型，都可以使用。

处理方法：点穴拨筋。

（1）取穴：迎香、三间、中渚。

（2）简易定位

迎香：鼻唇沟平鼻翼外缘中点处。

三间：伏掌于台面，半握拳，示指内侧（桡侧）之手背面与掌面交界线（赤白肉际）上，示指掌指关节后缘凹陷处。

中渚：握拳俯掌，在手背第四、五掌骨头之间掌指关节后方凹陷处。

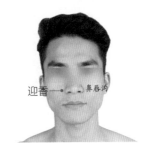

迎香

（3）操作方法

1）用大拇指或示指指腹依次抵在上述穴位皮肤上。

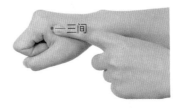

三间

2）指腹不离开皮肤通过按压、旋转、上下左右推动的方法，看看是否能找到明显疼痛的条索状或粟粒状的筋结点。

3）利用点穴拨筋棒的平头端固定在筋结点上，用拨离的手法上下左右拨离30~50次。

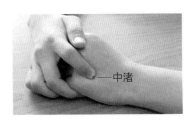

中渚

4）因点穴拨筋棒质硬，拨筋会比较痛，对消瘦、年纪偏大或痛阈较低的人，可能不耐受疼痛，或没有找到明显筋结点可改用手指指腹依次揉按上述穴位，每个穴位30~50下即可。

三、不同类型的鼻塞该如何判断，对症处理？

鼻塞常见有外感风寒证和外感风热证。大家在使用鼻塞的基本方同时，根据以下列举常见证型的要点，即可简单辨识自己或家人的中医证型，在使用基础方的同时，加以辨证处理。

（一）外感风寒型鼻塞

1. 哪些伴随症状提示你是外感风寒型鼻塞？

（1）夏季睡觉的时候空调温度过低，或者长时间待在空调房里，出现打喷嚏、鼻塞、头痛、双手冰凉，舌苔薄白的。

（2）淋雨、游泳之后，打哆嗦、需添加衣服、打喷嚏、流鼻涕，需要喝热饮的。

（3）秋冬天穿着少，户外活动后出现打喷嚏、鼻塞、流涕、头痛的。

（4）空调房间或寒冷天气工作劳累或熬夜后，出现怕冷，打喷嚏、流鼻涕，需添加衣服、喝热饮的。

上述四种情况是感受风寒的常见原因及症状，有一种情况符合的就可以辨识为外感风寒。

2. "艾"走你的外感风寒型鼻塞

（1）处理：艾灸。

（2）取穴：神庭、印堂、迎香、风池、风门。

（3）简易定位

神庭：坐位，目平视，取上星（前发际中央直上一横指）与前发际中点。

印堂：坐位或仰卧位，两眉头连线之中点。

迎香：鼻唇沟平鼻翼外缘中点处。

风池：俯伏坐位，以拇示两指从枕骨粗隆两侧向下推按，当至枕骨下缘凹陷处

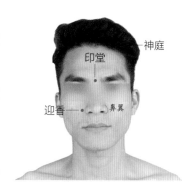

神庭、印堂、迎香

与乳突之间，即斜方肌与胸锁乳突之间，用力按有酸胀麻感处。

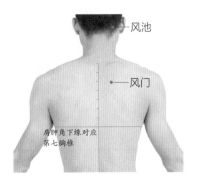

风池、风门

风门：由大椎，往下推两个椎骨即为第二胸椎，由此椎棘突下双侧旁开两横指（示、中指）处。

（4）操作方法

1）用手持点燃的艾条灸到特定部位，距离皮肤3～4cm，以被灸者的温感作为标准，感觉适宜即可。

2）操作的时候可以将艾条上下移动（雀啄灸）、左右移动（回旋灸），也可以静止不动（温和灸）。

3）每穴灸10～15分钟，微微出汗为宜。

（5）注意事项

1）艾灸注意保暖，不要在空调房或大风口施灸，适当保持空气流通。

2）脸部的穴位如印堂、迎香，一般采取坐位，艾条不宜太靠近，以免艾灰掉落烫伤皮肤，特别孩子坐不住的，可以改用风油精或者花生油为介质，用指腹或者掌根擦拭使穴位局部皮肤发热，也可以达到改善鼻塞的作用。

3）艾灸后可适当喝热的生姜水或艾叶茶，以助汗出。

4）艾灸过程中，部分患者会出现明显的局部反应，如发麻、排风、排寒、发痒，属于正常现象，不需特殊处理；出现局部有水汽，及时用干毛巾擦拭；出现局部刺痛的感觉，触摸肤温并不高，这种情况保证艾灸的安全距离，可继续艾灸。

5）艾灸后，背部穴位出现小的水疱一般不用处理，3～5天可以自行吸收；大的水疱需要在医生指导下处理，以免感染。

6）血糖偏高、有感觉障碍的患者慎灸，以免烫伤感染。

（二）外感风热型鼻塞

1. 教你轻松辨别外感风热引起的鼻塞

（1）暑热天气工作劳累，或长时间户外活动，出现鼻塞、口干咽燥、头胀痛、有些咳黄色痰，或流鼻血的。

（2）进食煎炸辛辣，如煎饼、坚果、辣脖子等，没休息好，次日出现鼻塞、口干或有咽干咽痛、咳嗽黄痰的。

（3）熬夜应酬，吸烟喝酒后，出现鼻塞、咽干咽痛、口渴、流黄色浓鼻涕或伴有鼻出血的。

上述三种情况是感受风热鼻塞的常见原因及症状，有上述病史，以鼻塞为主要症状，伴或不伴有其他症状，符合其中一种情况即可以辨识为外感风热型鼻塞。

2. 巧用刮痧，赶走风热鼻塞

（1）处理：颈项部刮痧。

（2）部位：从风池、天柱开始，依次沿肩井、大椎、风门、肺俞，连线区域。

（3）简易定位

风池：俯伏坐位，以拇、示两指从枕骨粗隆两侧向下推按，当至枕骨下缘凹陷处与乳突之间，即斜方肌与胸锁乳突之间，用力按有酸胀麻感处。

天柱：后发际中央往上五分（大约一个小指横指大小）是哑门，由哑门旁开约二横指，项部大筋（即斜方肌）的外缘处。

大椎：坐位低头，项后上背部脊柱最上方突起之椎骨（第七颈椎），其下缘凹

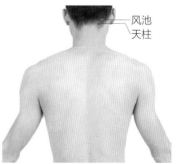

风池、天柱

陷处。

肩井：大椎与肩峰最高点连线之中点。

风门：由大椎，往下推两个椎骨即为第二胸椎，由此椎棘突下双侧旁开两横指（示、中指）处。

肺俞：由大椎，往下推三个椎骨即为第三胸椎，由此椎棘突下双侧旁开两横指（示、中指）处。

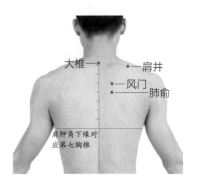

肩井、风门、肺俞、大椎

（4）操作方法

1）坐位低头，充分暴露项背部。

2）在皮肤上均匀涂上刮痧油、万花油、润滑油等介质。

3）手握刮痧板，先以轻、慢、柔手法为主，从风池开始，依次刮向肩井、大椎、风门、肺俞。

4）患者适应后，手法逐渐加重、加快，以患者能耐受为度。

5）遇皮下结节或疼痛点时重点刮拭，以出痧为度。

6）刮痧后配合温热的姜茶、姜粥、艾叶水等药膳以助汗出，微微汗出为宜。

（5）注意事项

1）刮拭前仔细检查刮痧工具，以免刮伤皮肤。

2）刮痧过程要避免风寒之邪侵袭，空调、风扇等不宜直吹刮痧部位。

3）刮痧后不宜立刻洗澡，建议6小时后再洗温水澡。

4）刮痧后1~2天局部出现轻微疼痛、痒感等属正常现象，无需特殊处理。

5）不要在过饥、过饱、过度疲劳及紧张的情况下刮痧治疗。

6）血糖控制欠佳或有重症贫血、血小板减少及有凝血功能障碍者不适宜刮痧。

　　7）孕妇不宜在大椎、肩井等穴位刮痧。

　　8）6岁以内的小孩如不能配合刮痧，可在方案中的穴位或整个颈项部外涂复方薄荷软膏，用指腹或掌根反复擦拭，以使局部皮肤潮红或出痧，也能达到改善鼻塞效果。

四、李医生温馨提醒

1. 经过上述处理后可有效减轻鼻塞症状。如果鼻塞未缓解或者鼻塞反复发作，严重影响到呼吸及睡眠状态，或伴随鼻出血、打鼾等症状，需前往医院就诊明确鼻塞原因。

2. 小儿夜间睡眠张口呼吸，睡眠打鼾明显，可能为腺样体肥大，单侧鼻塞或者伴有流脓涕要注意是否为鼻腔内有异物存在，都需要重视前往医院就诊。

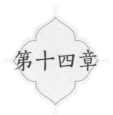

第十四章

眩晕

一、眩晕是身体机制发出的预警信号

眩晕是一种症状，是因机体对空间定位障碍而产生的一种动性或位置性错觉，分为真性眩晕和假性眩晕。真性眩晕是由眼、本体觉或前庭系统疾病引起的，有明显的外物或自身旋转感，如梅尼埃病、耳石症等；假性眩晕多由全身系统性疾病引起，如心血管疾病、脑血管疾病、贫血及神经官能症等引起，患者感觉头脑昏沉，头脑不清醒，头重脚轻，走路不稳等，没有明确转动感。

中医认为眩晕是由于情志、饮食内伤、体虚久病、失血劳倦等病因引起，以头晕、眼花为主要临床表现的一类病症。眩即眼花，晕是头晕，两者常同时并见，故统称为"眩晕"。症状轻者闭目可止，重者就像坐车船，旋转不定、不能站立或伴有恶心、呕吐、汗出、面色苍白等。

当自己或家人发生眩晕时，休息并简单处理之后，眩晕未见缓解，或伴有剧烈头晕、四肢乏力、胸闷胸痛等，应及时前往医院就诊，查明原因。部分患者眩晕明确发作原因，经用药处理后，仍有头昏、耳鸣、睡眠欠佳、恶心呕吐、心慌、焦虑等症状，或头晕反复发作。这部分患者因学会在家里对症使用外治法，对上述症状有一定的干预作用，有效缓解眩晕带来的不适和防止眩晕的反复发作。

因脑出血、脑梗死、心梗、低血糖等引起的眩晕不在本处范畴。

二、一个基本方帮你缓解眩晕困扰

眩晕的中医辨证分型错综复杂，有气虚、阳虚、气滞血瘀、肝阳上亢等，大家很难去判断自己或家人属于哪一类证型，针对这种情况，列举了一个缓解眩晕的基本方，只要有眩晕这个症状都可以使用以下点穴拨筋的方法。

处理方法：点穴拨筋。

（1）取穴：中渚、内关、合谷、太阳、风池。

（2）简易定位

中渚：握拳俯掌，在手背第四、五掌骨头之间掌指关节后方凹陷处。

内关：仰掌，微屈腕关节，从腕横纹上三指（二寸），当两条大筋之间。

合谷：拇、示指张开，使虎口拉紧，另一手的拇指关节横纹压在虎口上，拇指关节向前弯曲压在对侧的拇、示指指蹼上，拇指尖所指处。

太阳：眉梢与外眼角之间的骨凹陷处向后外旁开一横指处。

风池：俯伏坐位，以拇、示两指从枕骨粗隆两侧向下推按，当至枕骨下缘凹陷

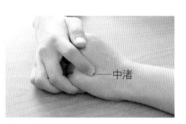

中渚

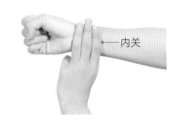

内关

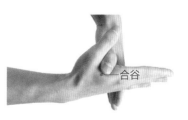

合谷

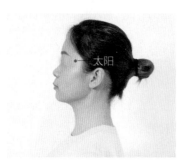
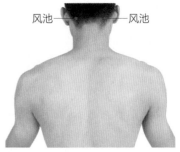

太阳　　　　　　　　　　　　风池

处与乳突之间，即斜方肌与胸锁乳突之间，用力按有酸胀麻感处。

（3）操作方法

1）用大拇指或示指指腹依次抵在上述穴位皮肤上。

2）指腹不离开皮肤通过按压、旋转、上下左右推动的方法，看看是否能找到明显疼痛的条索状或粟粒状的筋结点。

3）利用点穴拨筋棒的平头端固定在筋结点上，用拨离的手法上下左右拨离 30～50 次。

4）因点穴拨筋棒质硬，拨筋会比较痛，对消瘦、年纪偏大或痛阈较低的人，可能不耐受疼痛，或没有找到明显筋结点可改用手指指腹依次揉按上述穴位，每个穴位 30～50 下即可。

三、不同类型的眩晕如何判断并对症处理？

以下主要列举了眩晕常见证型的处理，虚证有气血亏虚、肾阳亏虚，实证有肝阳上亢、气滞血瘀和痰浊闭阻。大家在使用眩晕基本方的同时，可以根据以下列举的常见证型辨识要点，即可简单辨识自己或家人的中医证型，然后使用对应的外治法。

（一）气血亏虚型眩晕

1. 哪些伴随症状提示你为气血亏虚型眩晕？

平时体质较差的或者产后朋友，看到面色萎黄、嘴唇淡白的，女性月经量少，符合这几点就可以诊断为气血亏虚型眩晕，有些人还表现出容易疲倦，讲话气出无力，大便稀烂，心慌心悸等。

2. 轻松一艾，巧治眩晕

（1）处理：艾灸。

（2）取穴：中脘、下脘、神阙、气海、关元、百会。

（3）简易定位

中脘：脐中央与胸骨体下缘两点连线之中央（脐上四寸）。

下脘：脐中央与中脘两点，连线之中点处（脐上两寸）。

神阙：肚脐中央即是本穴。

气海：肚脐直下两横指（约一寸半）处。

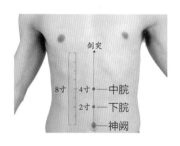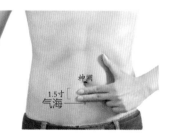

中脘、下脘、神阙　　　　　　　气海

关元：脐中直下四横指（三寸）处。

百会：目平视，将两耳郭向前对折，由两个耳尖连线跨越头顶与头部前后正中线之交点。

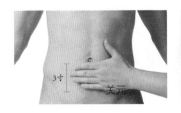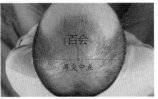

关元   百会

（4）操作方法

1）中脘、下脘、神阙、气海、关元均在腹部，百会在头顶。家里建议常备一个可以同时插几根艾条的艾灸箱，平躺着让家人帮忙把艾灸箱直接放在腹部；百会要坐着，选用小艾箱便可，也可以让家属手持艾条艾灸百会穴。

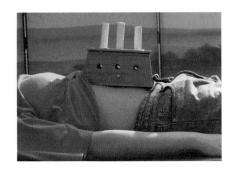

腹部艾灸

2）每个部位灸15～20分钟，可以根据眩晕情况决定艾灸时间，微微出汗为宜。

（5）注意事项

1）艾灸注意保暖，不要在空调房或大风口施灸，适当保持空气流通。

2）艾灸后可适当喝热的生姜水或艾叶茶，以助汗出。

3）艾灸过程中，部分患者会出现明显的局部反应，如发麻、排风、排寒、发痒，属于正常现象，不需特殊处理；出现局部有水汽，及时用干毛巾擦拭；出现局部刺痛的感觉，触摸肤温并不高，这种情况保证艾灸的安全距离，可继续艾灸。

4）艾灸后，出现小的水疱一般不用处理，3~5天可以自行吸收；大的水疱需要在医生指导下处理，以免感染。

5）血糖偏高、有感觉障碍的患者慎灸，以免烫伤感染。

6）小孩不配合艾灸，可以用粗盐250g加热，用毛巾包裹，烫熨上面穴位即可。

（二）肾阳亏虚型眩晕

1. 出现这些症状，要警惕肾阳亏虚型眩晕

年纪偏大为见，平时手脚冰冷，腰酸腿软，小便清长，观察舌苔，舌头是淡红色的。

2. 用好这四个穴位，轻松艾好眩晕

（1）取穴：涌泉、太溪、关元、百会。

（2）简易定位

涌泉：仰卧或俯卧位，五个足趾屈曲，屈足掌，当足底掌心前面（约足底中线前1/3处）正中之凹陷处。

太溪：由足内踝尖往后推至凹陷处（当内踝尖与跟腱间之中点）。

关元：脐中直下四横指（三寸）处。

百会：目平视，将两耳郭向前对折，由两个耳尖连线跨越头顶与头部前后正中线之交点。

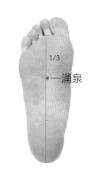

涌泉

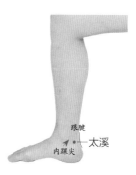

太溪

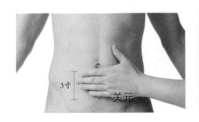

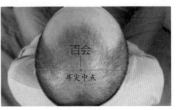

关元   百会

（3）操作方法

操作方法与温馨提示，可参考气血亏虚型头痛。

（三）肝阳上亢型眩晕

1. 怎么判定自己是肝阳上亢型眩晕？

平时急躁易怒、面色偏红、头痛头胀，即可辨识为肝阳上亢型眩晕，有些人有高血压病史，伴耳鸣、睡眠欠佳、噩梦多、舌红等。

2. 耳尖放血，帮你摆脱肝阳上亢型眩晕困扰

（1）部位：耳尖。

（2）简易定位：将耳郭向前对折，其最上端。

（3）操作方法

1）操作者用拇指指腹和示指指腹用力从下往上捋动耳甲，耳朵最高点即为刺血点。

2）用75%酒精棉片在放血部位由内到外进行消毒，消毒1～2遍。

3）戴上医用手套，使用安装好的血糖笔对准耳尖针点刺。

4）反复用力从下往上挤压，挤出瘀血3～5滴，瘀血明显时可至8～10滴，

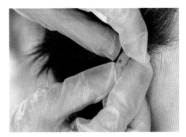

耳尖放血

或血由暗红变成淡红为宜。

　　5）治疗后，用75%酒精棉片消毒，并清理血迹。

　　6）如果刺血处仍有出血，可用消毒棉球或纱块按压片刻。

　　7）可以根据眩晕情况左右两只耳朵交替进行。

　　（4）注意事项

　　1）建议家里常备一支血糖笔，血糖笔的点刺，操作简单、安全，大家可查看总论部分血糖笔的操作。

　　2）不能空腹进行该操作，体质虚弱、特别紧张或者第一次针刺的患者建议平躺着治疗，以免发生晕血、晕针等不适。

　　3）如有晕血、晕针史或者血小板低下、凝血功能障碍的患者不宜使用。

　　4）孕妇不建议刺血治疗。

（四）气滞血瘀型眩晕

1. 出现哪些症状，可判定为气滞血瘀型眩晕？

　　病情反复，容易生气，多生气之后发作，发作时多伴头痛。嘴唇色暗，再看看舌底络脉是否有怒张迂曲，如果有这些情况即可辨识为气滞血瘀型眩晕，有些还伴有失眠、心悸没有食欲、面色紫暗等症状。

2. 两个方案，帮你摆脱气滞血瘀引起的眩晕

处理方法一：中指指腹点刺放血。

　　（1）部位：中指指腹。

　　（2）简易定位：中指末节腹侧部分。

　　（3）操作方法：操作方法和温馨提示请参考肝阳上亢篇。

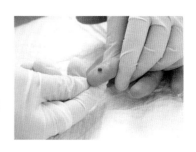

中指指腹放血

处理方法二：颈项部刮痧。

（1）部位：从风池、天柱开始，依次沿肩井、大椎、风门、肺俞穴，连线区域。

（2）简易定位

风池：俯伏坐位，以拇示两指从枕骨粗隆两侧向下推按，当至枕骨下缘凹陷处与乳突之间，即斜方肌与胸锁乳突之间，用力按有酸胀麻感处。

天柱：后发际中央往上五分（大约一个小指横指大小）是哑门，由哑门旁开约二横指，项部大筋（即斜方肌）的外缘处。

大椎：坐位低头，项后上背部脊柱最上方突起之椎骨（第七颈椎），其下缘凹陷处。

肩井：大椎与肩峰最高点连线之中点。

风门：由大椎，往下推两个椎骨即为第二胸椎，由此椎棘突下双侧旁开两横指（示、中指）处。

肺俞：由大椎，往下推三个椎骨即为第三胸椎，由此椎棘突下双侧旁开两横指（示、中指）处。

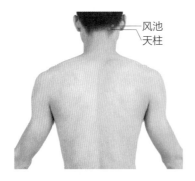

风池、天柱

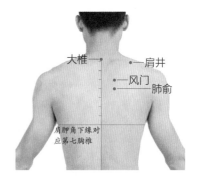

肩井、风门、肺俞、大椎

（3）操作方法

1）坐位低头，充分暴露项背部。

2）在皮肤上均匀涂上刮痧油、万花油、润滑油等介质。

3）手握刮痧板，先以轻、慢、柔手法为主，从风池开始，依次刮向肩井、大椎、风门、肺俞。

4）患者适应后，手法逐渐加重、加快，以患者能耐受为度。

5）遇皮下结节或疼痛点时重点刮拭，以出痧为度。

6）刮痧后配合温热的姜茶、姜粥、艾叶水等药膳以助汗出，微微汗出为宜。

（4）注意事项

1）刮拭前仔细检查刮痧工具，以免刮伤皮肤。

2）刮痧过程要避免风寒之邪侵袭，空调、风扇等不宜直吹刮痧部位。

3）刮痧后不宜立刻洗澡，建议 6 小时后再洗温水澡。

4）刮痧后 1～2 天局部出现轻微疼痛、痒感等属正常现象，无需特殊处理。

5）不要在过饥、过饱、过度疲劳及紧张的情况下刮痧治疗。

6）血糖控制欠佳，或有重症贫血、血小板减少及有凝血功能障碍者不适宜刮痧。

7）孕妇不宜在大椎、肩井等穴位刮痧。

（五）痰浊闭阻型眩晕

1. 出现哪些症状，你要警惕痰浊闭阻型眩晕？

体型多肥胖，缺少运动，常常觉得很疲倦，伸舌头照镜子看到舌苔是白腻，厚厚的一层的，根据这些症状可判断为痰浊闭阻型眩晕。

2. 膀胱经拔罐，帮你改善痰浊闭阻型眩晕

（1）处理：拔罐。

（2）部位：膀胱经背段。

（3）简易定位

在人体后背正中脊椎骨旁开约两横指（示、中指）（一寸半）及旁开约四横指（三寸）的位置，左右各两个区域，就是膀胱经在背部的主要区域。

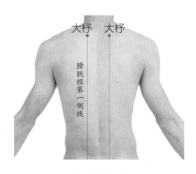

膀胱经背段

（4）操作方法

1）患者采用俯卧位，充分暴露操作部位。

2）从双侧大杼（坐位低头，项后上背部脊柱最上方突起之椎骨，往下推一个椎骨即为第一胸椎，由此椎棘突下旁开两横指（示、中指）处开始定罐，依次往下排列，左右各一，一共排10个到12个罐。

3）用真空抽气枪抽气固定，吸力以患者耐受度为主。

4）留罐时间：10～15分钟。

5）留罐过程中，注意观察皮肤颜色变化或有无水疱。

（5）注意事项

1）拔罐期间注意保暖。

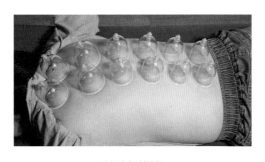

膀胱经拔罐

2）拔罐后建议 6 小时后才洗澡，不宜洗冷水澡。

3）拔罐时间控制在 10 ~ 15 分钟。

4）拔罐出现水疱，小的水疱一般不用处理，2 ~ 3 天可自行吸收；大的水疱需要在医生指导下处理，以免感染。

5）凝血功能障碍、患有出血性疾病（如血友病、血小板减少、再生障碍性贫血等）的患者不适合使用拔罐。

6）血糖控制欠佳的患者不宜拔罐，如因病情需要拔罐时间不宜超过 10 分钟。

7）支气管扩张、肺气肿患者背部及胸前不宜拔罐。

8）孕妇不建议拔罐。

四、李医生温馨提醒

1. 引起眩晕的原因很多，眩晕也是很多疾病的伴随症状，如果病情反复发作或发作时伴有剧烈头痛、胸闷胸痛、肢体乏力等，经简单处理未见缓解，及时前往医院查明原因，以免耽误病情。

2. 对于有高血压病史的老年人，眩晕反复发作，是脑血管意外的先兆，应当特别重视，及时送医院诊治，查明原因后再对症进行外治法的防治。

3. 还有一部分人经常觉得头部昏昏沉沉、脑子不清醒，甚至健忘，时常丢三落四，自我感觉工作效率越来越低下。该情况通常发生在稍年轻或有焦虑状态的人身上。通常觉得头晕，其实是工作压力、生活压力、情绪控制欠佳引起的头昏症状，按照上述外治法方法可有效改善头昏症状，同时要适当运动、保持良好心态、调整作息，才能彻底解决问题。

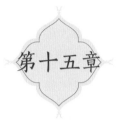

第十五章

失眠

一、失眠，是让人身心俱疲的痛苦煎熬

日常门诊，以失眠为主诉来寻求治疗的患者占了1/3。由于社会科技的快速发展，人们面临创业风险、竞争淘汰等压力，并逐渐养成了不良的生活习惯，如缺乏体育锻炼、睡前思考、睡前玩手机、床上办公等，失眠已经成为普遍的社会问题。失眠是什么呢？哪些失眠可以自己调整，哪些失眠必须看医生呢？

首先我们来看看失眠的表现，第一，入睡困难，躺在床上久久不能入睡，有人还会控制不住地想事情，甚至越躺越精神；第二，早醒，具体来讲是要比正常睡眠时提前2小时以上醒来，并且醒后难以入睡；第三，睡眠不实、质量差，感觉睡眠很轻，稍微有点声音就会惊醒；第四，整晚发生的事情自己都知道，白天醒来非常疲倦，伴随记忆力下降、精力不能集中等。经历过失眠的人，才能体会到那种辗转床榻、心急如焚的感觉，随之而来的就是焦虑、抑郁。一到睡眠的时候就担心睡不着，越担心越睡不着。

中医认为失眠主要是由于肝气郁结、心脾两虚、胃气不和、肾阳亏虚等引起，使用外治法可以有效干预失眠。

二、穴位点按帮你轻松摆脱失眠困扰

只要有失眠这一症状，不管是何种证型均可使用以下基本方案。

处理方法：点穴拨筋。

（1）取穴：手腕部（大陵、劳宫、内关、神门），足踝部（照海、申脉、涌泉）。

（2）简易定位

大陵：仰掌，微屈腕关节，在掌后第一横纹上，两筋之间凹陷处。

内关：仰掌，微屈腕关节，从腕横纹上三指（二寸），当两条大筋之间。

神门：握空拳，稍弯曲手腕，小指侧手腕关节处可扪及一条大筋。这一大筋外侧缘（桡侧缘）与掌后腕横纹的交点。

劳宫：半握拳，示、中、无名及小指四指轻压掌心，当中指与无名指两指间。

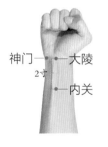
内关、大陵、神门

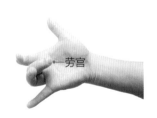
劳宫

照海：坐位，由内踝尖往下推，至其下缘凹陷处。

申脉：足外踝尖直下，外踝下缘凹陷处。

涌泉：仰卧或俯卧位，五个足趾屈曲，屈足掌，当足底掌心前面（约足底中线前 1/3 处）正中之凹陷处。

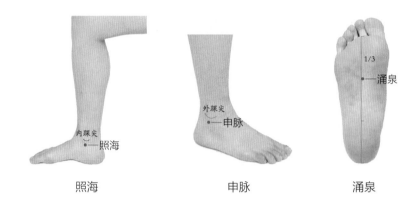

照海 　　　　　　 申脉 　　　　　　 涌泉

（3）操作方法

1）用大拇指指腹依次抵在上述穴位皮肤上。

2）指腹不离开皮肤，通过按压、旋转、上下左右推动的方法，看看是否能找到明显疼痛的条索状或粟粒状的筋结点。

3）利用点穴拨筋棒的平头端固定在筋结点上，用拨离的手法上下左右拨离30~50次。

4）因点穴拨筋棒质硬，拨筋会比较痛，对消瘦、年纪偏大或痛阈较低的人，可能不耐受疼痛，或没有找到明显筋结点可改用手指指腹依次揉按上述穴位，每个穴位30~50下即可。

三、不同类型的失眠该如何辨别、对症处理？

很多人会问，我失眠能不能做艾灸、能不能做拔罐或者能不能刮痧等。大家在使用失眠的基本方的同时，通过以下列举各证型的辨析要点，就能判断自己失眠的中医证型，然后采用相对应的外治方法。但对于失眠时间较长，反复服用药物治疗或者合并一些其他疾病的，证型会变得很复杂，这种情况建议大家使用基本方或者在中医医生指导下使用。

（一）心火偏亢型失眠

1. 怎么判定自己是心火偏亢型失眠？

急躁易怒、心烦、口干，面色唇色偏红、小便黄，即可辨识为心火偏亢型失眠。有高血压病史者，容易激动，满脸潮红，口舌生疮、舌尖红。

2. 两种方法，解决心火偏亢型失眠

两种方法可交替使用，第一种是中指指腹点刺放血，第二种是刮痧，如果不敢或者不熟悉血糖笔的操作的，直接用刮痧便可。

处理方法一：中指指腹点刺放血。

（1）部位：中指指腹。

（2）简易定位：中指末节腹侧部分。

（3）操作方法

1）首先确定中指指腹的刺血点。

2）操作者用拇指与示指，示指在下，拇指在上，固定被操作者的中指，操作者用拇指指腹用力捋动被操作者中指指腹，捋向指尖，固定片刻，观察回血最快或者明显充血的点，即为刺血点。

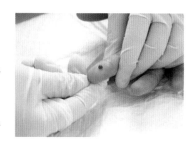

中指指腹放血

3）用 75% 酒精棉片在中指指腹由内到外进行消毒，消毒 1~2 遍。

4）戴上医用手套，使用安装好的血糖笔对准中指指腹点刺。

5）反复用力从下往上挤压，挤出瘀血 3~5 滴，瘀血明显时可至 8~10 滴，或血由暗红变成淡红为宜。

6）治疗后，用75%酒精棉片消毒，并清理血迹。

7）如果刺血处仍有出血，可用消毒棉球或纱块按压片刻。

8）放血后，半小时之内不要洗手。

（4）注意事项

1）中指指腹点刺放血，放血量极少，对身体无伤害，大家可放心使用。

2）首次使用不宜过度紧张，可选择坐位或平卧位，避免晕血、晕针。

3）不能空腹进行该操作，以免发生晕血、晕针等不适。

4）如有晕血、晕针史或者血小板低下、凝血功能障碍的患者不宜使用。

处理方法二：前臂心包经循行区域刮痧。

（1）部位：前臂心包经循行区域。

（2）简易定位：手外展，微屈腕时，显现两肌腱，分别是桡侧腕屈肌腱和掌长肌腱，此两肌腱之间的区域，即曲泽到大陵连线。

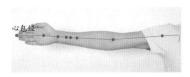

前臂心包经

曲泽：微屈肘，在肘关节可摸及一大筋，大筋的内侧与肘横纹之交点即是本穴。

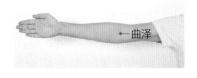

曲泽

大陵：仰掌，微屈腕关节，在掌后第一横纹上，两筋之间凹陷处。

（3）操作方法

1）在皮肤上均匀涂上刮痧油、万花油、润滑油等介质。

2）手握刮痧板，先以轻、慢、柔手

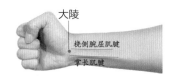

大陵

法为主，从曲泽开始，刮向大陵。

3）患者适应后，手法逐渐加重、加快，以患者能耐受为度。

4）遇皮下结节或疼痛点时重点刮拭，以出痧为度。

5）刮痧后配合温热的姜茶、姜粥、艾叶水等药膳以助汗出，微微汗出为宜。

（4）注意事项

1）刮拭前仔细检查刮痧工具，以免刮伤皮肤。

2）刮痧过程要避免风寒之邪侵袭，空调、风扇等不宜直吹刮痧部位。

3）刮痧后不宜立刻洗澡，建议 6 小时后再洗温水澡。

4）刮痧后 1~2 天局部出现轻微疼痛、痒感等属正常现象，无需特殊处理。

5）不要在过饥、过饱、过度疲劳及紧张的情况下刮痧治疗。

6）血糖控制欠佳或有重症贫血、血小板减少及有凝血功能障碍者不适宜刮痧。

7）孕妇慎重选择刮痧，如果情绪过于紧张不建议刮痧。

（二）肝郁气滞型失眠

1. 哪些症状可以判定自己是肝郁气滞型失眠？

老是觉得闷闷不乐，提不起精神，想法消极。如果有这种情况引起的失眠可辨识为肝郁气滞，多由于工作、生活、学习压力大，没有办法舒缓自己或受了一些不良事件的刺激等引起，常常伴有注意力不集中、爱叹气、爱埋怨等。

2. 两种方法，帮你摆脱肝郁气滞型失眠

处理方法一：中指指腹点刺放血。

具体定位、操作及注意事项请参考心火偏亢型失眠。

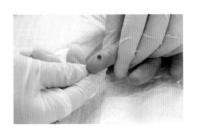

中指指腹放血

处理方法二：点穴拨筋。

（1）取穴：太冲、足临泣、合谷、中渚。

（2）简易定位

太冲： 足背，由第一、二趾间缝纹头向足背上推，至其两骨联合前缘凹陷中处。

足临泣： 位于足背外侧，当足4趾本节（第4趾关节）的后方，小趾伸肌腱的外侧凹陷处。

合谷： 拇、示指张开，使虎口拉紧，另一手的拇指关节横纹压在虎口上，拇指关节向前弯压在对侧的拇、示指指蹼上，拇指尖所指处。

中渚： 握拳俯掌，在手背第四、五掌骨头之间掌指关节后方凹陷处。

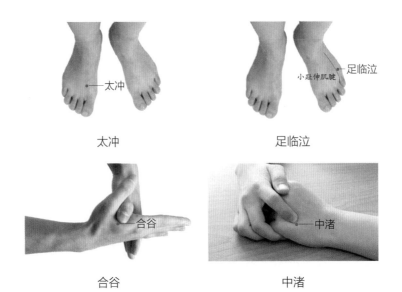

太冲　　　　　　　　　　　足临泣

合谷　　　　　　　　　　　中渚

（3）操作方法详见基本处理方法（穴位点按帮你轻松摆脱失眠困扰）。

（三）胃气失和型失眠

1. 什么样的失眠属于胃气失和型？

饭后脘腹胀满，嗳气频频，特别吃了番薯、芋头、酸辣等食品后腹胀嗳气尤为明显，夜间胃胀难受影响睡眠的，即可辨识为胃气失和型失眠。多伴食欲欠佳，大便量少，苔厚腻。

2. 巧用艾灸治疗，轻松解决胃气失和型失眠

（1）处理：艾灸。

（2）取穴：上脘、中脘、下脘、梁门。

（3）简易定位

中脘：脐中央与胸骨体下缘两点连线之中央（脐上四寸）。

上脘：脐中央与胸骨体下缘两点连线，脐中央上五寸，即中脘上一拇指（一寸）。

下脘：脐中央与中脘两点连线之中央（脐上两寸）。

梁门：平肚脐与胸剑联合连线之中点（脐上四寸），任脉（前正中线）旁开三横指（两寸）处。

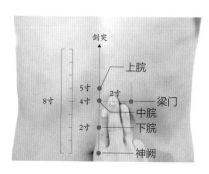

上脘、中脘、下脘、梁门

（4）操作方法

1）因上述穴位都是腹部穴位，家里常备一个可以同时插几根艾条艾灸箱，治疗的时候平躺着，让家人帮忙把艾灸箱放到腹部即可。

2）灸 15～20 分钟，微微出汗为宜。

3）如果家里不是很通风，使用艾灸会产生很大烟，或者老年人不宜艾灸，可以用粗盐 250g 加热，用毛巾包裹，烫煨上面穴位即可。

（5）注意事项

1）艾灸注意保暖，不要在空调房或大风口施灸，适当保持空气流通。

2）艾灸后可适当喝热的生姜水或艾叶茶，以助汗出。

3）艾灸过程中，部分患者会出现明显的局部反应，如发麻、排风、排寒、发痒，属于正常现象，不需特殊处理；出现局部有水汽，及时用干毛巾擦拭；出现局部刺痛的感觉，触摸肤温并不高，这种情况保证艾灸的安全距离，可继续艾灸。

4）艾灸后，出现小的水疱一般不用处理，3～5 天可以自行吸收；大的水疱需要在医生指导下处理，以免感染。

5）血糖偏高、有感觉障碍的患者慎灸，以免烫伤感染。

（四）心脾两虚型失眠

1. 心脾两虚型失眠有哪些特点？

平素体质差或年老、伴有基础病的患者，四肢倦怠，面色萎黄或淡白，讲话不够气，老觉得心慌不踏实，或者有心悸的症状即可辨识为心脾两虚型失眠。有些人伴有大便稀烂、容易拉肚子，易惊醒、健忘等，伸舌是淡红，苔薄白的。

2. 艾一艾，解决心脾两虚型失眠困扰

（1）处理：艾灸。

（2）取穴：中脘、下脘、气海、关元、神阙，足三里、涌泉。

（3）简易定位

中脘：脐中央与胸骨体下缘两点连线之中央（脐上四寸）。

下脘：脐中央与中脘两点连线之中央（脐上两寸）。

气海：肚脐直下两横指（约一寸半）处。

关元：脐中直下四横指（三寸）处。

神阙：肚脐中央即是本穴。

足三里：坐位屈膝，先确定犊鼻的位置，自犊鼻直下四横指，按压有酸胀感处为此穴。

涌泉：仰卧或俯卧位，五个足趾屈曲，屈足掌，当足底掌心前面（约足底中线前1/3处）正中之凹陷处。

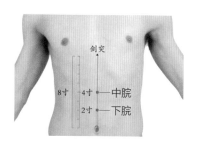

中脘、下脘

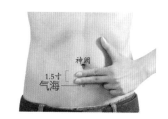

气海

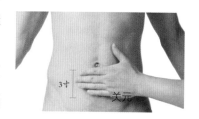

关元

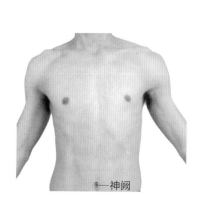

神阙

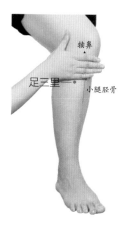

足三里

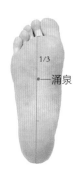

涌泉

（4）操作方法

1）中脘、下脘、气海、关元、神阙为腹部相邻的穴位。家里常备一个可以同时插几根艾条艾灸箱，治疗的时候平躺着，让家人帮忙把艾灸箱放到腹部上述穴位即可。

腹部艾灸

2）足三里、涌泉可用手持点燃的艾条进行艾灸，也可以用相应的固定架子固定艾条，距离皮肤 3~4cm，以被灸者的温感作为标准，感觉适宜即可。可以将艾条上下移动（雀啄灸）、左右移动（回旋灸），也可以静止不动（温和灸）。

3）灸 15~20 分钟，微微出汗为宜。

4）如果家里通风条件欠佳，使用艾灸会产生很大烟；或者老年人不宜艾灸的，可以用粗盐 250g 加热，用毛巾包裹，烫煨上面穴位即可。

（5）注意事项

参考胃气失和型失眠。

（五）肾阳亏虚型失眠

1. 出现哪些伴随症状，说明你是肾阳亏虚型失眠？

如果你是产后才出现的失眠，或有基础病的年老患者，很怕冷、四肢欠温、夜尿频繁的，即可诊断为肾阳亏虚型失眠，伸舌头看舌淡红的。

2. 艾灸四个穴，摆脱肾阳亏虚型失眠

（1）处理：艾灸。

（2）取穴：气海、关元、肾俞、命门。

（3）简易定位

气海：肚脐直下两横指（约一寸半）处。

关元：脐中直下四横指（三寸）处。

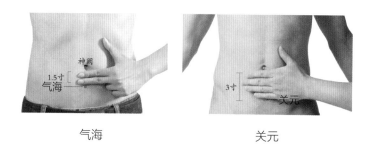

气海　　　　　　　　　　　　　关元

肾俞：肚脐中作线环绕身体一周，与后正中线之交点即是命门，由命门旁开双侧各二横指（中示指，约一寸半）处。

命门：肚脐中作线环绕身体一周，与后正中线之交点。

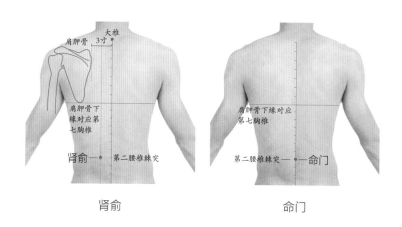

肾俞　　　　　　　　　　　　　命门

（4）操作方法

1）家里常备一个可以同时插几根艾条的艾灸箱，治疗腹部的穴位就用平躺体位，背部的穴位用俯卧体位，让家人帮忙把艾灸箱直接放到相对应的穴位即可。

2）每个部位灸 15～20 分钟，可交替使用，微微出汗为宜。

3）如果家里通风条件欠佳，使用艾灸会产生很大烟；或者老年人不宜艾灸的，可以用粗盐 250g 加热，用毛巾包裹，烫煨上面穴位即可。

（5）注意事项

见胃气失和型失眠。

（六）阴虚火旺型失眠

1. 哪些症状可以判断你是阴虚火旺型失眠？

如果你是经常熬夜至两三点的，形体消瘦、口干舌燥、梦多、容易被惊醒，且烦躁的，即可辨识为阴虚火旺型失眠，有些还伴有手足烦热，腰酸足软，健忘，遗精等，伸舌舌尖偏红的。

2. 巧用这三个穴位，远离阴虚火旺型失眠

（1）处理：点穴拨筋。

（2）取穴：涌泉、照海、太溪。

（3）简易定位

涌泉：仰卧或俯卧位，五个足趾屈曲，屈足掌，当足底掌心前面（约足底中线前 1/3 处）正中之凹陷处。

照海：坐位，由内踝尖往下推，至其下缘凹陷处。

太溪：由足内踝尖往后推至凹陷处（当内踝尖与跟腱间之中）。

（4）操作方法参考本章基本方案。

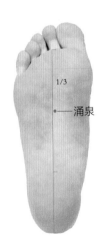

涌泉

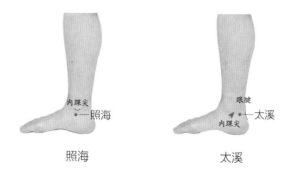

照海　　　　　　　　　　太溪

四、李医生温馨提醒

1. 上面罗列了多种失眠不同证型的外治法方案，大家可在常规处理方法的基础上根据自己身体伴随症状配合其他方案，但实际上失眠特别是慢性失眠的患者证型都不是单一的，例如又有心脾两虚又有肝气郁结，大家在自我调治过程中可交替使用两个证型的方案，对失眠都会有很大的帮助。

2. 开头篇强调，失眠特别是慢性失眠的患者，医生只能帮你一半，还有一半要靠自己。自我调治过程中，一定要树立积极心态，少埋怨，多包容，改变生活习惯，不钻牛角尖，不要强调"我做了什么就应该睡得着"。睡眠是一个自然的过程，当心身处于一个阴阳平衡的状态，睡眠也就变得很自然了。

3. 门诊遇到一部分患者，每天都跟失眠做斗争，找了很多诊疗机构，找了很多专家，吃了很多的药，做了很多治疗，还是觉得自己一宿没睡，但起床的时候非常的精神，没有困意，白天仍然可以干活，这部分患者往往是合并焦虑状态，过度关注睡眠、过度担心失眠带来的不良后果，也叫主观性失眠。这部分患者建议行"睡眠监测"检查，根据睡眠监测的结果来纠正自己对睡眠的认知，在治疗的同时给与睡眠健康宣教，认识清楚，心安理得，更加有利于失眠的修复。

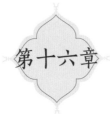

第十六章

郁证

一、出现哪些症状说明你深陷郁证困扰？

郁证，中医病名，是由于情志不舒、气机郁滞所致，以心情抑郁、情绪不宁、胸部满闷、胸胁胀痛，或易怒易哭，或咽中如有异物梗塞等为主要临床表现的一类病证。有部分人老觉得身体到处不舒服，但做了很多检查都没有阳性结果的，这些症状均可视为郁证。相当于西医学的神经衰弱、焦虑状态、更年期综合征等。

郁证的发生，在年轻人多为学习、工作压力大、兴趣不广泛、性格内向、意志力薄弱、社交沟通能力弱导致；年纪偏大或者退休的多为缺乏关爱、未能适应角色变化、自身价值未得到体验等因素引起；有部分人是因为突发事件打击等均可导致郁证的发生。

郁证的患者，不但严重影响自己的生活、工作效率，对家人也是一个负担，到医院诊治的同时，我们如何帮助自己及身边的家人回归阳光的心理世界。家用外治法是很好的选择，现在向大家推荐几种简单有效的外治法进行郁证的防治。

二、穴位点按，帮你轻松摆脱郁证困扰

　　只要有郁证的倾向或症状，不管中医辨证为何种证型，均可使用基本处理方法。

处理方法：点穴拨筋。

　　（1）取穴：大陵、内关、神门、膻中、肩井、合谷。

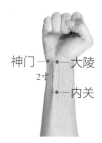

内关、大陵、神门

　　（2）简易定位

　　大陵：仰掌，微屈腕关节，在掌后第一横纹上，两筋之间凹陷处。

　　内关：仰掌，微屈腕关节，从腕横纹上三指（两寸），当两条大筋之间。

　　神门：握空拳，稍弯曲手腕，小指侧手腕关节处可扪及一条大筋，这一大筋外侧缘（桡侧缘）与掌后腕横纹的交点。

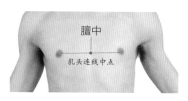

膻中

　　膻中：两乳头之间中点。

　　肩井：坐位低头，项后上背部脊柱最上方突起之椎骨（第七颈椎），其下缘凹陷处为大椎，大椎与肩峰最高点连线之中点。

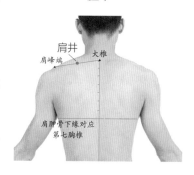

肩井

　　合谷：拇、示指张开，使虎口拉紧，另一手的拇指关节横纹压在虎口上，拇指关节向前弯曲压在对侧的拇、示指指蹼上，拇指尖所指处。

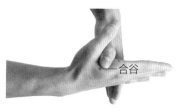

合谷

　　（3）操作方法

　　1）用大拇指或示指指腹依次抵在上

述穴位皮肤上。

2）指腹不离开皮肤通过按压、旋转、上下左右推动的方法，看看是否能找到明显疼痛的条索状或粟粒状的筋结点。

3）利用点穴拨筋棒的平头端固定在筋结点上，用拨离的手法上下左右拨离 30~50 次。

4）因点穴拨筋棒质硬，拨筋会比较痛，对可能不耐受疼痛消瘦、年纪偏大或痛阈较低的人，或没有找到明显筋结点的可改用手指指腹依次揉按上述穴位，每个穴位 30~50 下即可。

三、不同类型郁证的辨别和针对处理

很多郁证的患者想知道自己能不能做艾灸、能不能做拔罐或者能不能刮痧、能不能放血等。

大家在使用郁证的基本方的同时，通过以下列举各证型的辨析要点，能够容易判断自己郁证的中医证型，然后采用相对应的外治方法。但对于郁证时间较长，反复服用药物治疗或者合并一些其他疾病的，证型会变得很复杂，这种情况建议大家使用基本方或者在中医医生指导下使用。

（一）肝气郁结型郁证

1. 出现哪些症状可以判断你是肝气郁结型郁证？

肝气郁结是郁证的常见证型。如果老是觉得闷闷不乐，提不起精神，想法消极、爱埋怨、爱叹气的，伸舌头没有见到黄腻苔的，这种情况即可辨识为肝郁气滞，多由工作、生活、学习压力大，没有办法舒缓自己或受了一些不良事件的刺激等引起，常常伴有注意力不集中、健忘等。

2. 两种方法，帮你摆脱肝气郁结型郁证

处理方法一：中指指腹点刺放血。

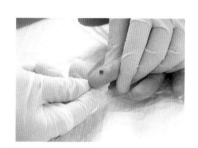

中指指腹放血

（1）部位：中指指腹。

（2）定位：中指末节腹侧部分。

（3）操作方法

1）首先确定中指指腹的刺血点。

2）操作者用拇指与示指，示指在下，拇指在上，固定被操作者的中指，操作者用拇指指腹用力将动被操作者中指指腹，将向指尖，固定片刻，观察回血最快或者明显充血的点，即为刺血点。

3）用75%酒精棉片在中指指腹由内到外进行消毒，消毒1~2遍。

4）戴上医用手套，使用安装好的血糖笔对准中指指腹点刺。

5）反复用力从下往上挤压，挤出瘀血3~5滴，瘀血明显时可至8~10滴，或血由暗红变成淡红为宜。

6）治疗后，用75%酒精棉片消毒，并清理血迹。

7）如果刺血处仍有出血，可用消毒棉球或纱块按压片刻。

8）放血后，半小时之内不要洗手。

（4）注意事项

1）中指指腹点刺放血，放血量极少，对身体无伤害，大家可放心使用。

2）首次使用不宜过度紧张，可选择坐位或平卧位，避免晕血、晕针。

3）不能空腹进行该操作，以免发生晕血、晕针等不适。

4）如有晕血、晕针史或者血小板低下、凝血功能障碍的患者不宜使用。

处理方法二：点穴拨筋。

（1）取穴：太冲、足临泣、合谷、中渚。

（2）简易定位

太冲：足背，由第一、二趾间缝纹头向足背上推，至其两骨联合前缘凹陷中处。

足临泣：位于足背外侧，当足4趾本节（第4趾关节）的后方，小趾伸肌腱的外侧凹陷处。

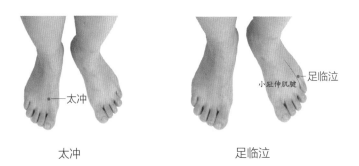

太冲   足临泣

合谷：拇、示指张开，使虎口拉紧，另一手的拇指关节横纹压在虎口上，拇指关节向前弯压在对侧的拇、示指指蹼上，拇指尖所指处。

中渚：握拳俯掌，在手背第四、五掌骨头之间掌指关节后方凹陷处。

（3）操作方法详见基本处理方法。

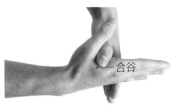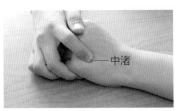

合谷   中渚

（二）心脾两虚型郁证

1. 心脾两虚型郁证有哪些特点？

平素体质差、年老或伴有基础病的患者，表现为四肢倦怠，面色萎黄或淡白，讲话不够气，老觉得心慌不踏实，常因工作等压力大或者遇到刺激事件，即可辨识为心脾两虚型郁证。有些人伴有大便稀烂、容易拉肚子，健忘等，伸舌是淡红，苔薄白的。

2. 艾一艾，解决心脾两虚型郁证困扰

（1）处理：艾灸。

（2）取穴：中脘、下脘、气海、关元、神阙、足三里。

（3）简易定位

中脘：脐中央与胸骨体下缘两点连线之中央（脐上四寸）。

下脘：脐中央与中脘两点连线之中央（脐上两寸）。

神阙：肚脐中央即是本穴。

气海：肚脐直下两横指（约一寸半）处。

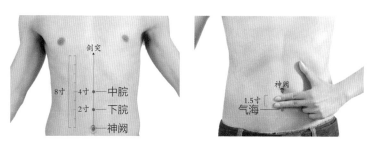

中脘、下脘、神阙　　　　　　　气海

关元：脐中直下四横指（三寸）处。

足三里：坐位屈膝，先确定犊鼻的位置，自犊鼻直下四横指，按压有酸胀感处为此穴。

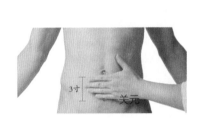
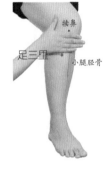

| 关元 | 足三里 |

（4）操作方法

1）中脘、下脘、气海、关元、神阙为腹部相邻的穴位，家里常备一个可以同时插几根艾条艾灸箱，治疗的时候平躺着，让家人帮忙把艾灸箱放到腹部上述穴位即可。

2）足三里、涌泉可用手持点燃的艾条进行艾灸，也可以用相应的固定架子固定艾条，距离皮肤 3～4cm，以被灸者的温感作为标准，感觉适宜即可；可以将艾条上下移动（雀啄灸）、左右移动（回旋灸），也可以静止不动（温和灸）。

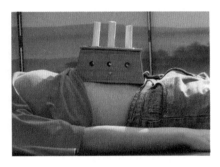

腹部艾灸

3）灸 15～20 分钟，微微出汗为宜。

4）如果家里通风条件差，使用艾灸会产生大烟，或者有不宜艾灸的老年人，可以用粗盐 250g 加热，用毛巾包裹，烫煨上面穴位即可。

（5）注意事项

1）艾灸注意保暖，不要在空调房或大风口施灸，适当保持空气流通。

2）艾灸后可适当喝热的生姜水或艾叶茶，以助汗出。

3）艾灸过程中，部分患者会出现明显的局部反应，如发麻、排风、排寒、发痒，属于正常现象，不需特殊处理；出现局部有水汽，及时用干毛巾擦拭；出现局部刺痛的感觉，触摸肤温并不高，这种情况保证艾灸的安全距离，可继续艾灸。

4）艾灸后，出现小的水疱一般不用处理，3~5天可以自行吸收；大的水疱需要在医生指导下处理，以免感染。

5）血糖偏高、有感觉障碍的患者慎灸，以免烫伤感染。

（三）痰火扰心型郁证

1. 如何判断自己是痰火扰心型的郁证？

如果有急躁易怒、心烦、口干，面色、唇色偏红，咳黄痰，一见烦心事就火冒三丈的，即可辨识为痰火扰心型失眠。这些人很多都有高血压病史，容易激动，满脸潮红，口舌生疮、舌尖红苔黄腻。

2. 两种方法，解决心痰火扰心型郁证

两种方法可交替使用，第一种是中指指腹点刺放血，第二种是刮痧，如果不敢或者不熟悉血糖笔的操作的，直接用刮痧便可。

处理方法一：中指指腹点刺放血。
操作方法与注意事项参考肝气郁结型失眠。

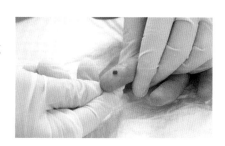

中指指腹放血

处理方法二：刮痧。
（1）部位：上肢肺经、心包经、心经循行区域。
（2）简易定位：上肢内侧腋横纹至腕横纹之间区域。

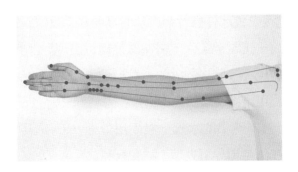

上肢肺经、心包经、心经循行

（3）操作方法

1）在皮肤上均匀涂上刮痧油、万花油、润滑油等介质。

2）手握刮痧板，先以轻、慢、柔手法为主，从腋横纹至腕横纹方向刮拭。

3）患者适应后，手法逐渐加重、加快，以患者能耐受为度。

4）遇皮下结节或疼痛点时重点刮拭，以出痧为度。

5）刮痧后配合温热的姜茶、姜粥、艾叶水等药膳以助汗出，微微汗出为宜。

（4）注意事项

1）刮拭前仔细检查刮痧工具，以免刮伤皮肤。

2）刮痧过程要避免风寒之邪侵袭，空调、风扇等不宜直吹刮痧部位。

3）刮痧后不宜立刻洗澡，建议6小时后再洗温水澡。

4）刮痧后1~2天局部出现轻微疼痛、痒感等属正常现象，无需特殊处理。

5）不要在过饥、过饱、过度疲劳及紧张的情况下刮痧治疗。

6）血糖控制欠佳、或有重症贫血、血小板减少及有凝血功能障碍者不适宜刮痧。

7）孕妇慎刮。

（四）阴虚火旺型郁证

1. 哪些症状可以判断你是阴虚火旺型郁证？

如果是经常熬夜至两三点的，形体消瘦、烦躁的、总埋怨总生气、口干、梦多、容易被惊醒，即可辨识为阴虚火旺型郁证。有些还伴有手足烦热，腰酸足软，健忘，遗精等，伸舌舌尖偏红的。

2. 巧用这三个穴位，远离阴虚火旺型郁证

（1）处理：点穴拨筋。

（2）取穴：涌泉、照海、太溪。

（3）简易定位

涌泉：仰卧或俯卧位，五个足趾屈曲，屈足掌，当足底掌心前面（约足底中线前 1/3 处）正中之凹陷处。

照海：坐位，由内踝尖往下推，至其下缘凹陷处。

太溪：由足内踝尖往后推至凹陷处（当内踝尖与跟腱间之中）。

（4）操作方法参考书基本方案。

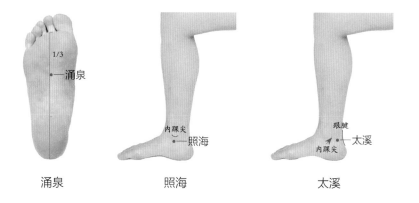

涌泉　　　　　照海　　　　　太溪

（五）痰气郁结型郁证

1. 如何判断自己是痰气郁结型郁证？

如果你是形体稍肥胖，老觉得疲倦，胸部憋闷感，自觉咽中如有物梗塞，经常吐出白色黏稠唾液，伸舌看到舌苔白腻的，即可判断为痰气郁结型郁证。

2. 痰气郁结型郁证怎么办？教你一招搞定

（1）处理：拔罐。

（2）部位：膀胱经背段。

（3）简易定位

在人体后背正中脊椎骨旁开约两横指（示、中指）（一寸半）及旁开约四横指（三寸）的位置，左右各两个区域，就是膀胱经在背部的主要区域。

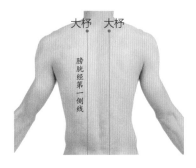

膀胱经背段

（4）操作方法

1）患者采用俯卧位，充分暴露操作部位。

2）从双侧大杼（坐位低头，项后上背部脊柱最上方突起之椎骨，往下推一个椎骨即为第一胸椎，由此椎棘突下旁开两横指（示、中指）处开始定罐，依次往下排列，左右各一，一共排 10 个到 12 个罐。

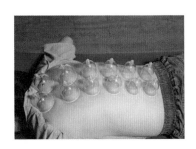

膀胱经拔罐

3）用真空抽气枪抽气固定，吸力以患者耐受度为主。

4）留罐时间：10～15 分钟。

5）留罐过程中，注意观察皮肤颜色变化或有无水疱。

（5）注意事项

1）拔罐期间注意保暖。

2）拔罐后建议 6 小时后才洗澡，不宜洗冷水澡。

3）拔罐时间控制在 10~15 分钟。

4）拔罐出现水疱，小的水疱一般不用处理，2~3 天可自行吸收；大的水疱需要在医生指导下处理，以免感染。

5）凝血功能障碍、患有出血性疾病（如血友病、血小板减少、再生障碍性贫血等）的患者不适合使用拔罐。

6）血糖控制欠佳的患者不宜拔罐，如因病情需要拔罐时间不宜超过 10 分钟。

7）支气管扩张、肺气肿患者背部及胸前不宜拔罐。

8）孕妇不建议拔罐。

四、李医生温馨提示

郁证除了使用外治法的治疗，和生活作息、饮食习惯及心理状态非常相关。生活上注意休息、劳逸结合，生活有序，保持乐观、积极、向上、包容的生活态度，多和性格阳光的人一起，可多摄入一些富含蛋白质、维生素、微量元素的物质，充分发挥食物间营养互补的作用。如果是家人发病，多陪伴，少埋怨。

需要提醒大家的是，一旦发现朋友家人有轻生等消极想法，一定要陪伴左右，尽快送专科医院就诊，以免发生意外。待病情稳定后，可再配合上述外治法，对疾病的恢复有一定的帮助。

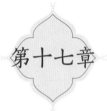

第十七章

胸闷

一、胸闷都有哪些表现？

胸闷，是一种主观感觉，即呼吸费力或气不够用。轻者无不适，重者觉得难受，似乎被石头压住胸膛，甚至发生呼吸困难，可伴随其他症状如胸痛、压迫感、心悸、喘、恶心、呕吐、冒冷汗等。临床可以将胸闷分为病理性与生理性两大类。病理性胸闷，是指器质性病变引起的胸闷，原因包括由气管或支气管肿瘤、气管狭窄、气管因甲状腺肿大或纵隔肿瘤压迫等造成呼吸道气流受阻；肺气肿、支气管炎、哮喘、肺梗塞、气胸等肺部疾病；冠心病、心脏瓣膜病等心脏疾病等。功能性胸闷，可因在门窗紧闭、空气不流通的房间逗留太久引起，也会因为气压偏低，产生胸闷及疲劳的感觉，或者是由于情绪因素，在生气或争执中产生。这类胸闷，经过短时间的休息、开窗通风、情绪调整、呼吸新鲜空气，可以很快恢复。遇到这类胸闷，不必过于紧张。

中医认为胸闷是由于肝气郁结、心脾两虚、痰浊阻滞、痰火扰心等引起，本章主要针对功能性的胸闷为主。出现胸闷的症状，首先应该排查室内及周围空气是否流通，是否出现情绪过度紧张等引起的神经功能性症状。针对这些功能性的胸闷，大家在家里可以使用外治法简单处理。如果胸闷未见缓解或者反复发作伴随如胸痛、压迫感、喘、冒冷汗、恶心、呕吐等，应及时送往医院诊治，查明胸闷原因。病理性胸闷如气管肿物、甲状腺肿大压迫气管、气胸、心肌梗死等不在本篇范畴。

二、掌握两个外治法，学会胸闷外治法基本方

本书列举了两个胸闷的外治法处理基本方，只要有胸闷的症状，不管哪一个证型，都可以使用。第一是点穴拨筋，第二是指腹的刺络放血。这两种方法大家可以先选用其中一个，因为不是每个人家里都备有血糖笔，而且有些人惧怕刺血，所以点穴拨筋是首选。

处理方法一：点穴拨筋。

（1）取穴：劳宫、太渊、内关、孔最、期门、膻中。

（2）简易定位

劳宫：半握拳，示、中、无名及小指四指轻压掌心，当中指与无名指两指间。

太渊：掌心向上，手掌后拇指所在侧（桡侧），可触及一小圆骨（大多角骨）的外侧（桡侧）下缘，当掌后第一横纹有脉搏搏动处。

内关：仰掌，微屈腕关节，从腕横纹上三指（二寸），当两条大筋之间。

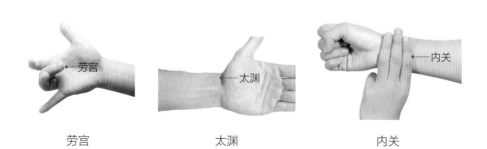

劳宫　　　　　　　　太渊　　　　　　　　内关

孔最：先取掌后第一腕横纹及肘横纹之间的中点，由中点向上量一横指（一寸），平该点水平线，摸前臂外侧骨头的内缘（桡骨尺侧），即是本穴。

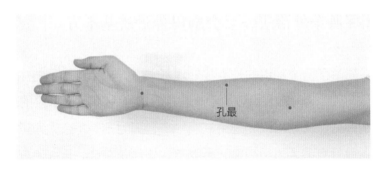

孔最

期门：乳头直下，往下数两根肋骨（即第六、七两肋间隙）处。

膻中：两乳头之间中点。

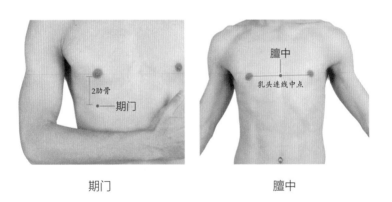

期门   膻中

（3）操作方法

1）用大拇指或示指指腹依次抵在上述穴位皮肤上。

2）指腹不离开皮肤通过按压、旋转、上下左右推动的方法，看看是否能找到明显疼痛的条索状或粟粒状的筋结点。

3）利用点穴拨筋棒的平头端固定在筋结点上，用拨离的手法上下左右拨离 30~50 次。

4）因点穴拨筋棒质硬，拨筋会比较痛，对消瘦、年纪偏大或痛阈较低的人，可能不耐受疼痛，或没有找到明显筋结点可改用手指指腹依次揉按上述穴位，同样可达到点穴点按的功效，每个穴位 30~50 下即可。

5）一边揉按一边调整情绪、调整呼吸，直到胸闷缓解。

处理方法二：中指指腹点刺放血。

（1）部位：中指指腹。

（2）简易定位：中指末节腹侧部分。

（3）操作方法

1）首先确定中指指腹的刺血点。

2）操作者用拇指与示指，示指在下，拇指在上，固定被操作者的中指，操作者用拇指指腹用力捋动被操作者中指指腹，捋向指尖，固定片刻，观察回血最快或者明显充血的点，即为刺血点。

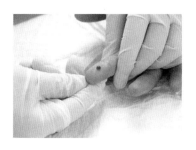

中指指腹放血

3）用 75% 酒精棉片在中指指腹由内到外进行消毒，消毒 1~2 遍。

4）戴上医用手套，使用安装好的血糖笔对准中指指腹点刺。

5）反复用力从下往上挤压，挤出瘀血 3~5 滴，瘀血明显时可至 8~10 滴，或血由暗红变成淡红为宜。

6）治疗后，用 75% 酒精棉片消毒，并清理血迹。

7）如果刺血处仍有出血，可用消毒棉球或纱块按压片刻。

8）放血后，半小时之内不要洗手。

三、不同类型胸闷的辨别和处理方法

功能性的胸闷经上述基本方的处理后，基本可以得到很好的改善作用。

有些人会问能不能艾灸、能不能拔罐、能不能放血等。大家可以通过以下自我辨识要点初步判断自己胸闷的证型，在使用基本方之一的同时可进一步使用对应胸闷类型的治疗方案。

（一）心脾两虚型胸闷

1. 出现哪些症状，提示你是心脾两虚型胸闷？

平素体质差、年老或伴有基础病的患者，四肢倦怠，面色萎黄或淡白，讲话不够气，老觉得心慌慌不踏实，或者有心悸的症状即可辨识为心脾两虚型胸闷。有些人伴有大便稀烂、容易拉肚子，易惊醒、健忘等，伸舌是淡红，苔薄白的。

2. 巧用艾灸，搞定心脾两虚型胸闷

（1）处理：艾灸。

（2）取穴

中脘、下脘、气海、关元、神阙、膻中、足三里、公孙。

（3）简易定位

中脘：脐中央与胸骨体下缘两点连线之中央（脐上四寸）。

下脘：脐中央与中脘两点连线之中央（脐上两寸）。

神阙：肚脐中央即是本穴。

膻中：两乳头之间中点。

气海：肚脐直下两横指（约一寸半）处。

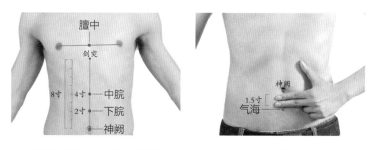

神阙、膻中、中脘、下脘　　　　气海

关元：脐中直下四横指（三寸）处。

足三里：坐位屈膝，先确定犊鼻的位置，自犊鼻直下四横指，按压有酸胀感处为此穴。

公孙：由足踇趾内侧后有一关节（第一跖趾关节）往后用手推有一弓形骨，弓形骨后端下缘凹陷处（第一跖骨基底内侧前下方）。

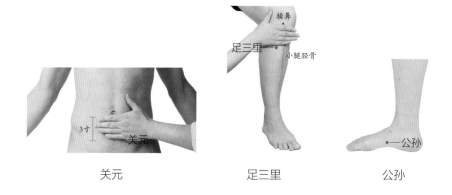

关元　　　　　　　足三里　　　　　　　公孙

（4）操作方法

1）中脘、下脘、气海、关元、神阙为腹部相邻的穴位，膻中在胸部。家里常备一个可以同时插几根艾条的艾灸箱和插一根艾条的艾灸箱，治疗的时候平躺着，让家人帮忙把艾灸箱放到腹部及胸部上述穴位即可。

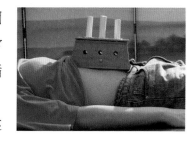

腹部艾灸

2）其余穴位可用手持点燃的艾条进行艾灸，也可以用相应的固定架子固定艾条，距离皮肤 3～4cm，以被灸者的温感作为标准，感觉适宜即可；可以将艾条上下移动（雀啄灸）、左右移动（回旋灸），也可以静止不动（温和灸）。

3）灸 15～20 分钟，微微出汗为宜。

4）如果家里不是很通风，使用艾灸会产生很大烟，或者老年人不宜艾灸，可以用粗盐 250g 加热，用毛巾包裹，烫煨上面穴位即可。

（5）注意事项

1）艾灸注意保暖，不要在空调房或大风口施灸，适当保持空气流通。

2）艾灸后可适当喝热的生姜水或艾叶茶，以助汗出。

3）艾灸过程中，部分患者会出现明显的局部反应，如发麻、排风、排寒、发痒，属于正常现象，不需特殊处理；出现局部有水汽，及时用干毛巾擦拭；出现局部刺痛的感觉，触摸肤温并不高，这种情况保证艾灸的安全距离，可继续艾灸。

4）艾灸后，出现小的水疱一般不用处理，3～5 天可以自行吸收；大的水疱需要在医生指导下处理，以免感染。

5）血糖偏高、有感觉障碍的患者慎灸，以免烫伤感染。

（二）痰浊闭阻型胸闷

1. 痰浊闭阻型胸闷常见症状

如果形体稍肥胖，总觉疲倦，胸部憋闷感，自觉咽中如有物梗塞，经常吐出白色黏稠唾液，伸舌看到舌苔白腻的，一到空气不好的地方就会胸闷，到医院检查心脏是没事的，即可判断为痰浊闭阻型胸闷。

2. 巧用膀胱经拔罐，搞定痰浊闭阻型胸闷

（1）处理：拔罐。

（2）部位：膀胱经背段。

（3）简易定位

在人体后背正中脊椎骨旁开约两横指
（示、中指）（一寸半）及旁开约四横指
（三寸）的位置，左右各两个区域，就是
膀胱经在背部的主要区域。

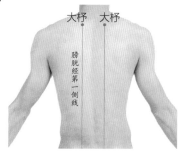

膀胱经背段

（4）操作方法

1）患者采用俯卧位，充分暴露操作
部位。

2）从双侧大杼（坐位低头，项后上背
部脊柱最上方突起之椎骨，往下推一个椎
骨即为第一胸椎，由此椎棘突下旁开两横
指（示、中指）处开始定罐，依次往下排
列，左右各一，一共排10个到12个罐。

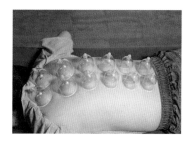

膀胱经拔罐

3）用真空抽气枪抽气固定，吸力以患者耐受度为主。

4）留罐时间：10~15分钟。

5）留罐过程中，注意观察皮肤颜色变化或有无水疱。

（5）注意事项

1）拔罐期间注意保暖。

2）拔罐后建议6小时后才洗澡，不宜洗冷水澡。

3）拔罐时间控制在10~15分钟。

4）拔罐出现水疱，小的水疱一般不用处理，2~3天可自行吸收；
大的水疱需要在医生指导下处理，以免感染。

5）凝血功能障碍、患有出血性疾病（如血友病、血小板减少、再

生障碍性贫血等）的患者不适合使用拔罐。

6）血糖控制欠佳的患者不宜拔罐，如因病情需要拔罐时间不宜超过10分钟。

7）支气管扩张、肺气肿患者背部及胸前不宜拔罐。

8）孕妇不建议拔罐。

（三）痰火扰心型胸闷

1. 出现哪些伴随症状，提示你是痰火扰心型胸闷？

如果平时是容易被激惹，干事急躁、心烦、口干、面红目赤，喉中咳黄痰的，生气就胸闷，医院检查没有心脏等问题的，即可辨识为痰火扰心型胸闷。这类人很多时候是伴有高血压病史，容易激动，背部痤疮、舌尖红。

2. 刮痧解决心痰火扰心型胸闷

（1）部位：上肢肺经、心包经、心经循行区域。

（2）简易定位：上肢内侧腋横纹至腕横纹之间区域。

（3）操作方法

1）在皮肤上均匀涂上刮痧油、万花油、润滑油等介质。

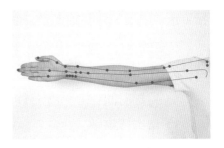

上肢肺经、心包经、心经循行

2）手握刮痧板，先以轻、慢、柔手法为主，从腋横纹至腕横纹方向刮拭。

3）患者适应后，手法逐渐加重、加快，以患者能耐受为度。

4）遇皮下结节或疼痛点时重点刮拭，以出痧为度。

5）刮痧后配合温热的姜茶、姜粥、艾叶水等药膳以助汗出，微微汗出为宜。

（4）注意事项

1）刮痧前仔细检查刮痧工具，以免刮伤皮肤。

2）刮痧过程要避免风寒之邪侵袭，空调、风扇等不宜直吹刮痧部位。

3）刮痧后不宜立刻洗澡，建议 6 小时后再洗温水澡。

4）刮痧后 1~2 天局部出现轻微疼痛、痒感等属正常现象，无需特殊处理。

5）不要在过饥、过饱、过度疲劳及紧张的情况下刮痧治疗。

6）血糖控制欠佳，或有重症贫血、血小板减少及有凝血功能障碍者不适宜刮痧。

7）孕妇慎刮。

（四）肾阳亏虚型胸闷

1. 出现哪些症状，提示你是肾阳亏虚型胸闷？

如果平时是很怕冷的，别人穿一件，你要穿几件，手足欠温的，小便频繁的，伸舌头看舌是淡红的，即可诊断为肾阳亏虚型胸闷。

2. 艾好这几个穴位，轻松搞定肾阳亏虚型胸闷？

（1）处理：艾灸。

（2）取穴：涌泉、三阴交、太溪、膻中、关元。

（3）简易定位

涌泉：仰卧或俯卧位，五个足趾屈曲，屈足掌，当足底掌心前面（约足底中线前 1/3 处）正中之凹陷处。

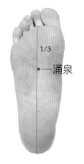

涌泉

三阴交：手四指并拢，小指下边缘紧靠内踝尖上，示指上缘所在水平线在胫骨后缘的交点。

太溪：由足内踝尖往后推至凹陷处（当内踝尖与跟腱间之中点）。

膻中：两乳头之间中点。

关元：脐中直下四横指（三寸）处。

（4）操作方法与注意事项参照心脾两虚章节。

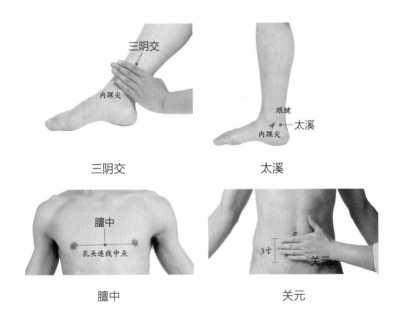

三阴交   太溪

膻中   关元

（五）肝气郁结型胸闷

1. 出现哪些伴随症状，说明你是肝气郁结型胸闷？

老是觉得闷闷不乐、提不起精神、想法消极、人特别敏感，到人多或空气憋闷的地方就容易胸闷发作，多次上医院没有检查异常，这种情况的胸闷可辨识为肝气郁结。多由于工作、生活、学习压力大，没有办法舒缓自己或受了一些不良事件的刺激等引起，常常伴有注意力不集中、爱叹气、爱埋怨等。

2. 巧用点穴拨筋，帮疏肝散结

（1）处理：点穴拨筋。

（2）取穴：太冲、三阴交、曲泉、阳陵泉。

（3）简易定位

太冲：足背，由第一、二趾间缝纹头向足背上推，至其两骨联合前缘凹陷中处。

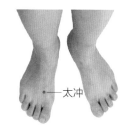

太冲

三阴交：手四指并拢，小指下边缘紧靠内踝尖上，示指上缘所在水平线在胫骨后缘的交点。

曲泉：屈膝端坐，当膝内侧高骨（股骨内上髁）后缘，位于两筋前方，腘横纹头上方处。

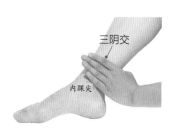

三阴交

阳陵泉：坐位，屈膝呈90度，膝关节外下方，腓骨小头前缘与下缘交叉处有一凹陷处。

（4）操作方法可参考基本方案章节。

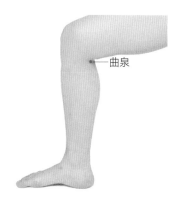

曲泉

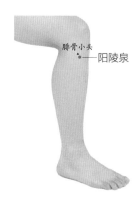

阳陵泉

四、李医生温馨提示

1. 胸闷可能是身体器官的功能性表现，也可能是人体发生疾病的最早症状之一。本章主要针对功能性的胸闷为主；功能性的胸闷经上述处理后可以很快得到缓解；如果简单处理后胸闷未见缓解或者反复发作伴随如胸痛、压迫感、喘、冒冷汗、恶心、呕吐等，应及时送往医院诊治，以免延误病情。

2. 有些患者总觉得胸闷、气不够，非常焦虑，上医院做了很多的检查均未发现心肺等疾病。这部分患者多为焦虑状态，是神经功能性的胸闷，上述方法均可使用，但最重要的是纠正心态、增强信心、远离焦虑，必要时心理科行专业的心理测评，纠正焦虑状态。

3. 再跟大家分享一个小妙招，为了避免大家随意诊断、随意操作带来的风险，所以本章主要针对功能性的胸闷为主。但本章在常规处理提出中指的刺络放血，不但对神经功能性的胸闷有效，对器质性的胸闷急性发作时有争取治疗时间的作用。如果家里人心前区突然压榨性疼痛、持续不解、出冷汗，甚或跌倒昏迷不醒，不能排除心肌梗死，应马上联系 120，有条件的舌下含服速效救心丸或硝酸甘油。在等待 120 的同时给予双侧中指的刺络放血，可以为心肌梗死争取黄金治疗时间，改善预后，有时候甚至可救命。所以我经常会跟身边的朋友提醒，家里常备一支血糖笔。

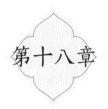

第十八章

心悸

一、哪些症状说明你深受心悸困扰？

有些人可能会经历过以下体验，或因几天熬夜后或情绪激动生气后，或因贫血，或因女性月经量多，产生一过性的自觉心脏跳动的不适感，这就是我们所说的心悸，西医学所说心律失常。在发热、贫血、甲亢、心动过速、心动过缓、早搏、房颤等均可发生心悸的感觉。中医认为多因气血阴阳亏虚、心失所养，或痰饮瘀血阻滞，心脉不畅等引起。

如果有这种现象，反复发生，一定要前往医院明确病因，再对症治疗。如何能帮自己或家人防治心悸的发生或缓解心悸带来的不适感呢？现向大家推荐以下家庭外治法。

二、掌握这些外治法，帮你搞定心悸

本章列举了两个胸闷的外治法处理基本方，只要有心悸的症状，不管哪一个中医证型，都可以使用基本方。第一是点穴拨筋，第二是刮痧。这两种方法大家可以交替使用。

处理方法一：点穴拨筋。

1. 取穴　劳宫、大陵、内关、间使、膻中。

2. 简易定位

劳宫：半握拳，示、中、无名及小指四指轻压掌心，当中指与无名指两指间。

大陵：仰掌，微屈腕关节，在掌后第一横纹上，两筋之间凹陷处。

内关：仰掌，微屈腕关节，从腕横纹上三指（两寸），当两条大筋之间。

间使：仰掌，微屈腕关节，从掌后第一横纹上四横指（三寸），当两条大筋之间处。

膻中：两乳头之间中点。

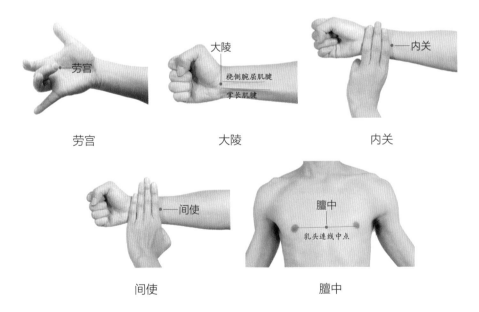

劳宫　　　　　　　　大陵　　　　　　　　内关

间使　　　　　　　　膻中

3. 操作方法

（1）用大拇指或示指指腹依次抵在上述穴位皮肤上。

（2）指腹不离开皮肤通过按压、旋转、上下左右推动的方法，看看是否能找到明显疼痛的条索状或粟粒状的筋结点。

（3）利用点穴拨筋棒的平头端固定在筋结点上，用拨离的手法上下左右拨离 30~50 次。

（4）因点穴拨筋棒质硬，拨筋会比较痛，对消瘦、年纪偏大或痛阈较低的人，可能不耐受疼痛，或没有找到明显筋结点可改用手指指腹依次揉按上述穴位，每个穴位 30~50 下即可。

处理方法二：刮痧疗法。

1. 部位　前臂肺经、心经、心包经
循行区域。

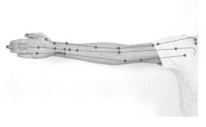

2. 简易定位　前臂内侧从肘横纹至
腕横纹区域。

上肢肺经、心包经、心经循行

3. 操作方法

（1）在皮肤上均匀涂上刮痧油、万花油、润滑油等介质。

（2）手握刮痧板，先以轻、慢、柔手法为主，从肘横纹开始刮向腕横纹。

（3）患者适应后，手法逐渐加重、加快，以患者能耐受为度。

（4）遇皮下结节或疼痛点时重点刮拭，以出痧为度。

（5）刮痧后配合温热的姜茶、姜粥、艾叶水等药膳以助汗出，微微汗出为宜。

4. 注意事项

（1）刮拭前仔细检查刮痧工具，以免刮伤皮肤。

（2）刮痧过程要避免风寒之邪侵袭，空调、风扇等不宜直吹刮痧部位。

（3）刮痧后不宜立刻洗澡，建议6小时后再洗温水澡。

（4）刮痧后1~2天局部出现轻微疼痛、痒感等属正常现象，无需特殊处理。

（5）不要在过饥、过饱、过度疲劳及紧张的情况下刮痧治疗。

（6）血糖控制欠佳，或有重症贫血、血小板减少及有凝血功能障碍者不适宜刮痧。

（7）孕妇不宜在大椎、肩井等穴位刮痧。

三、不同类型的心悸，该如何辨别、对症处理？

在使用心悸的基本方的同时，如果有一定的中医基础或想进一步分析自己或家人是何种证型，而且想要了解自己能不能艾灸、能不能放血、能不能拔罐，大家可以通过以下篇章的自我辨识要点认识自己心悸的证型，然后在使用基本方之一的同时可进一步使用对应心悸类型的治疗方案。

（一）心脾两虚型心悸

1. 出现哪些症状，需警惕你是心脾两虚型心悸？

平素体质差，遇到事情容易紧张，不能受惊吓，老觉得很疲倦，心慌慌不踏实，胃口不好，面色萎黄，讲话不够气等即可辨识为心脾两虚型心悸。有些人伴有大便稀烂、容易拉肚子、健忘等，伸舌是淡红，苔薄白的。有部分老年人特别是有慢性基础病的，出现心悸也多属于此类型。

2. 艾灸这几个穴位，帮你补脾养心

（1）处理：艾灸。

（2）取穴

第一组：中脘、下脘、气海、关元、神阙、膻中。

第二组：足三里、公孙。

（3）简易定位

中脘：脐中央与胸骨体下缘两点连线之中央（脐上四寸）。

下脘：脐中央与中脘两点连线之中央（脐上两寸）。

神阙：肚脐中央即是本穴。

膻中：两乳头之间中点。

气海：肚脐直下两横指（约一寸半）处。

关元：脐中直下四横指（三寸）处。

足三里：坐位屈膝，先确定犊鼻的位置，自犊鼻直下四横指，按压有酸胀感处为此穴。

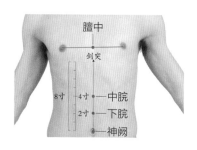

神阙、膻中、中脘、下脘

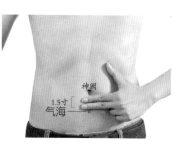

气海

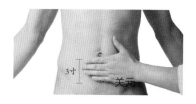

关元

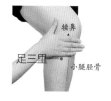

足三里

公孙：由足蹈趾内侧后有一关节（第一跖趾关节）往后用手推有一弓形骨，弓形骨后端下缘凹陷处（第一跖骨基底内侧前下方）。

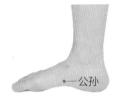

公孙

（4）操作方法

1）中脘、下脘、气海、关元、神阙为腹部相邻的穴位，膻中为胸部穴位。家里常备一个可以同时插几根艾条或一根艾条的艾灸箱，治疗的时候平躺着，让家人帮忙把艾灸箱放到腹部及胸部上述穴位即可。

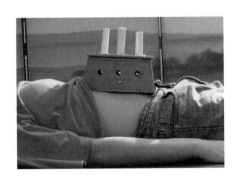

腹部艾灸

2）足三里、公孙可用手持点燃的艾条进行艾灸，也可以用相应的固定架子固定艾条，距离皮肤 3~4cm，以被灸者的温感作为标准，感觉适宜即可。

3）每个部位灸 15~20 分钟，微微出汗为宜。

4）如果家里不是很通风，使用艾灸会产生很大烟，或者老年人不宜艾灸，可以用粗盐 250g 加热，用毛巾包裹，烫煨上面穴位即可。

（5）注意事项

1）艾灸注意保暖，不要在空调房或大风口施灸，适当保持空气流通。

2）艾灸后可适当喝热的生姜水或艾叶茶，以助汗出。

3）艾灸过程中，部分患者会出现明显的局部反应，如发麻、排风、排寒、发痒，属于正常现象，不需特殊处理；出现局部有水汽，及时用干毛巾擦拭；出现局部刺痛的感觉，触摸肤温并不高，这种情况保证艾灸的安全距离，可继续艾灸。

4）艾灸后，出现小的水疱一般不用处理，3~5天可以自行吸收；大的水疱需要在医生指导下处理，以免感染。

5）血糖偏高、有感觉障碍的患者慎灸，以免烫伤感染。

6）小孩不配合艾灸，可以用粗盐250g加热，用毛巾包裹，烫煨上面穴位即可。

（二）肝郁气滞型心悸

1. 出现哪些症状，需警惕你是肝郁气滞型心悸？

老是觉得闷闷不乐、提不起精神、想法消极、不喜欢热闹，一到人多的地方就容易心慌发作，多次上医院没有检查异常，这种情况的心悸可辨识为肝郁气滞。常常伴有注意力不集中、爱叹气、爱埋怨等。

2. 巧用点穴拨筋，帮你疏肝解郁行气

（1）处理：点穴拨筋。

（2）取穴：太冲、三阴交、曲泉、阳陵泉。

（3）简易定位

太冲：足背，由第一、二趾间缝纹头向足背上推，至其两骨联合前缘凹陷中处。

三阴交：手四指并拢，小指下边缘紧靠内踝尖上，示指上缘所在水平线在胫骨后缘的交点。

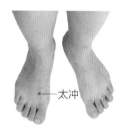

太冲

曲泉：屈膝端坐，当膝内侧高骨（股骨内上髁）后缘，位于两筋前方，腘横纹头上方处。

阳陵泉：坐位，屈膝呈90度，膝关节外下方，腓骨小头前缘与下缘交叉处有一凹陷处。

（4）操作方法可参考基本方案章节。

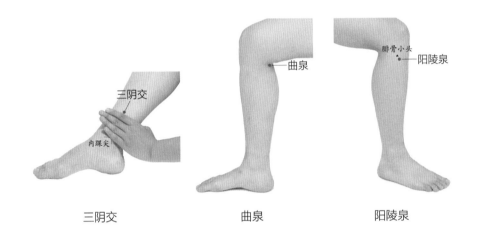

三阴交　　　　　　曲泉　　　　　　阳陵泉

（三）肾阳亏虚型心悸

1. 肾阳亏虚型心悸都有哪些具体表现？

如果平时是很怕冷的，别人穿一件，你要穿几件，手足欠温的，小便频繁的，容易受惊，容易紧张，老觉得心慌慌的，伸舌头看舌是淡红的，即可诊断为肾阳亏虚型胸闷。

2. 巧用艾灸，帮你补肾阳

（1）处理：艾灸。

（2）取穴：涌泉、三阴交、太溪、膻中、关元。

（3）简易定位

涌泉：仰卧或俯卧位，五个足趾屈曲，屈足掌，当足底掌心前面

（约足底中线前 1/3 处）正中之凹陷处。

　　三阴交：手四指并拢，小指下边缘紧靠内踝尖上，示指上缘所在水平线在胫骨后缘的交点。

　　太溪：由足内踝尖往后推至凹陷处（当内踝尖与跟腱间之中点）。

　　膻中：两乳头之间中点。

　　关元：脐中直下四横指（三寸）处。

（4）操作方法与注意事项参照心脾两虚章节。

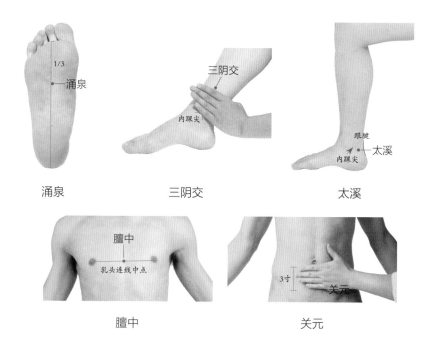

涌泉　　　　　　　三阴交　　　　　　　太溪

膻中　　　　　　　　　　关元

（四）痰火扰心型心悸

1. 痰火扰心型心悸常见症状

　　如果你平时是容易被激惹，生气完之后容易心悸发作，干事急躁、心烦、口干、面红目赤，喉中咳黄痰的，即可辨识为痰火扰心型胸闷。这类人很多时候是伴有高血压、心律失常的病史，容易激动，背部痤疮、舌尖红。

2. 两个方法，帮你远离痰火扰心型心悸

两个方法可交替使用，如果没有血糖笔或者惧怕刺血的可选择拔罐即可。

处理方法一：膀胱经真空抽罐器拔罐。

（1）处理：拔罐。

（2）部位：膀胱经背段。

（3）简易定位

在人体后背正中脊椎骨旁开约两横指（示、中指）（一寸半）及旁开约四横指（三寸）的位置，左、右各两个区域，就是膀胱经在背部的主要区域。

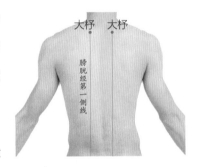

膀胱经背段

（4）操作方法

1）患者采用俯卧位，充分暴露操作部位。

2）从双侧大杼（坐位低头，项后上背部脊柱最上方突起之椎骨，往下推一个椎骨即为第一胸椎，由此椎棘突下旁开两横指（示、中指）处开始定罐，依次往下排列，左右各一，一共排 10 个到 12 个罐。

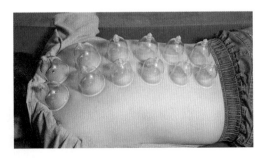

膀胱经拔罐

3）用真空抽气枪抽气固定，吸力以患者耐受度为主。

4）留罐时间：10～15分钟。

5）留罐过程中，注意观察皮肤颜色变化或有无水疱。

（5）注意事项

1）拔罐期间注意保暖。

2）拔罐后建议6小时后才洗澡，不宜洗冷水澡。

3）拔罐时间控制在10～15分钟。

4）拔罐出现水疱，小的水疱一般不用处理，2～3天可自行吸收；大的水疱需要在医生指导下处理，以免感染。

5）凝血功能障碍、患有出血性疾病（如血友病、血小板减少、再生障碍性贫血等）的患者不适合使用拔罐。

6）血糖控制欠佳的患者不宜拔罐，如因病情需要拔罐时间不宜超过10分钟。

7）支气管扩张、肺气肿患者背部及胸前不宜拔罐。

8）孕妇不建议拔罐。

处理方法二：中指指腹点刺放血。

（1）部位：中指指腹。

（2）简易定位：中指末节腹侧部分。

（3）操作方法

1）首先确定中指指腹的刺血点。

2）操作者用拇指与示指，示指在下，拇指在上，固定被操作者的中指，操作者

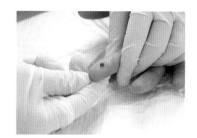

中指指腹放血

用拇指指腹用力捋动被操作者中指指腹，捋向指尖，固定片刻，观察回血最快或者明显充血的点，即为刺血点。

3）用75%酒精棉片在中指指腹由内到外进行消毒，消毒1～2遍。

4）戴上医用手套，使用安装好的血糖笔对准中指指腹点刺。

5）反复用力从下往上挤压，挤出瘀血3~5滴，瘀血明显时可至8~10滴，或血由暗红变成淡红为宜。

6）治疗后，用75%酒精棉片消毒，并清理血迹。

7）如果刺血处仍有出血，可用消毒棉球或纱块按压片刻。

8）放血后，半小时之内不要洗手。

四、李医生温馨提醒

1. 心悸反复发作尽早到医院就诊，查明原因，对症治疗。

2. 上述外治法对防治心悸的发生及缓解心悸带来的不适有很好的干预作用，非常适合大家在家里使用。但心悸很多时候跟情绪、作息、压力等有关，所以心悸的防治要做到以下几点。

（1）生活作息要有规律，不宜过度劳累，不宜熬夜。

（2）保持精神乐观，情绪稳定。

（3）饮食有节，宜进食营养丰富而易消化吸收的食物。

（4）素体虚弱，避免剧烈运动，运动是以不累为衡量。

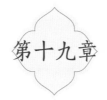

第十九章

胃痛

一、胃痛都有哪些具体症状？

胃痛，就是常说的胃脘痛，是指以上腹胃脘部近心窝处的疼痛。西医学的胃炎、胃溃疡、十二指肠溃疡、功能性消化不良、胃痉挛等均可引起胃脘部的疼痛。反复胃痛发作的患者，应及时前往医院就诊，以查明胃痛原因。

中医认为胃痛，多由外感寒邪、饮食所伤、情志不畅和脾胃素虚等病因引起，胃气郁滞、失于和降是胃痛的主要病机。胃是主要病变脏腑，常与肝、脾等有密切关系，治疗以理气和胃为大法，根据不同证候，采取相应治法。

由于人们的生活节奏加快，很多人饮食不规律，精神压力大，很容易患胃痛或者胃痛反复发作，医院检查提示慢性胃炎或溃疡，经服药后，仍反复疼痛，严重影响日常生活及工作。遇到这样的情况，在家里我们可以使用外治法来帮助自己或家人缓解胃痛带来的不适。胃穿孔、消化道肿瘤等不在本章范畴。

二、掌握两个基本方，帮你摆脱胃痛烦恼

本处列举了两个胃痛的外治法处理基本方，第一是点穴拨筋，第二是指腹的刺络放血。只要有胃痛又排除胃穿孔、消化道肿瘤引起的，不管中医哪一个证型，都可以使用基本方。大家可选用其中一个，因为不是每个人家里都备有血糖笔，而且有些人惧怕刺血，所以点穴拨筋是首选。指腹的刺络放血治疗胃痛，不重在放血，而重在人为刺激，调畅气机，产生通则不痛之效。有些胃痛用中指指腹刺络放血有立竿见影的作用。

处理方法一：点穴拨筋。

1. 取穴　内关、劳宫、合谷、足三里、梁门。

2. 简易定位

内关：仰掌，微屈腕关节，从腕横纹上三指（二寸），当两条大筋之间。

劳宫：半握拳，示、中、无名及小指四指轻压掌心，当中指与无名指两指间。

合谷：拇、示指张开，使虎口拉紧，另一手的拇指关节横纹压在虎口上，拇指关节向前弯曲压在对侧的拇、示指指蹼上，拇指尖所指处。

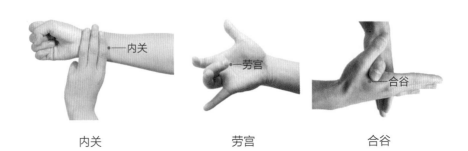

内关　　　　　劳宫　　　　　合谷

足三里：坐位屈膝，先确定犊鼻的位置，自犊鼻直下四横指，按压有酸胀感处为此穴。

梁门：平肚脐与胸剑联合连线之中点（脐上四寸），任脉（前正中线）旁开三横指（两寸）处。

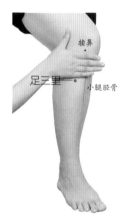

足三里

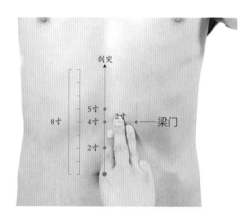

梁门

3. 操作方法

（1）用大拇指或示指指腹依次抵在上述穴位皮肤上。

（2）指腹不离开皮肤通过按压、旋转、上下左右推动的方法，看看是否能找到明显疼痛的条索状或粟粒状的筋结点。

（3）利用点穴拨筋棒的平头端固定在筋结点上，用拨离的手法上下左右拨离 30～50 次。

（4）因点穴拨筋棒质硬，拨筋会比较痛，对消瘦、年纪偏大或痛阈较低的人，可能不耐受疼痛，或没有找到明显筋结点可改用手指指腹依次揉按上述穴位，或者选用 2～3 个穴位，各穴位交替使用，每个穴位 30～50 下即可。

处理方法二：中指指腹点刺放血。

1. 部位　中指指腹。

2. 简易定位　中指末节腹侧部分。

3. 操作方法

（1）首先确定中指指腹的刺血点。

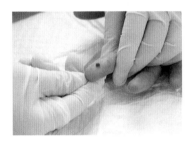

（2）操作者用拇指与示指，示指在下，拇指在上，固定被操作者的中指，操作者用拇指指腹用力捋动被操作者中指指腹，捋向指尖，固定片刻，观察回血最快或者明显充血的点，即为刺血点。

中指指腹放血

（3）用75%酒精棉片在中指指腹由内到外进行消毒，消毒1～2遍。

（4）戴上医用手套，使用安装好的血糖笔对准中指指腹点刺。

（5）反复用力从下往上挤压，挤出瘀血3～5滴，瘀血明显时可至8～10滴，或血由暗红变成淡红为宜。

（6）治疗后，用75%酒精棉片消毒，并清理血迹。

（7）如果刺血处仍有出血，可用消毒棉球或纱块按压片刻。

（8）放血后，半小时之内不要洗手。

三、不同类型的胃痛，该如何鉴别、针对解决？

胃痛很多人想到用艾灸，部分人可以缓解，但部分人会出现越灸越痛或越灸越疼痛，是什么原因呢？哪些人可以艾灸、哪些可以拔罐、哪些能刮痧呢？大家可以通过以下内容的自我辨识要点，初步判断自己胃痛的证型，在使用基本方之一的同时可进一步使用对应胸闷类型的治疗方案。

（一）饮食停滞型胃痛

饮食停滞引起的胃痛不适，可以直接使用上述基本方，也有一定的缓解，如果缓解不明显，或反复发作，可与以下方法交替使用。

1. 怎么判断是饮食停滞引起的胃痛？

如果平时是饿一餐饱一餐，饮食不规律，在过度进食后，出现胃脘部胀满疼痛，不能揉按局部，有泛酸甚至呕吐不消化食物的症状，可辨识为饮食停滞。这类患者平时大便黏腻，排便不爽，矢气及便后稍舒服，伸舌见舌面苔厚腻。

2. 教你一招儿，帮你暴饮暴食后摆脱胃痛

（1）处理：拔罐。

（2）取穴：脾俞、胃俞、三焦俞、大肠俞。

（3）简易定位

脾俞：与肚脐中相对应处即为第二腰椎，由第二腰椎往上摸三个椎体，即为第十一胸椎，由其棘突下旁开二横指（约一寸半）处。

胃俞：与肚脐中相对应处即为第二腰椎，由第二腰椎往上摸二个椎体，即为第十二胸椎，由其棘突下旁开示、中二横指（约一寸半）处。

三焦俞：与肚脐中相对应处即为第二腰椎，由第二腰椎往上摸一个椎

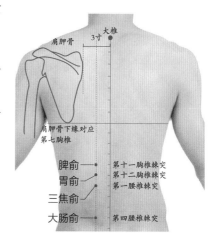

大肠俞、三焦俞、胃俞、脾俞

体，即为第一腰椎，由其棘突下旁开示、中二横指（约一寸半）处。

大肠俞：髂嵴最高点之连线与脊柱之交点即为第四腰椎棘突下，由此旁开二横指（示、中指）处。

（4）操作方法

1）这类患者患者采可采用俯卧位、或侧卧位，充分暴露操作部位。

2）从双侧脾俞开始定罐，左右各一，一共排 10 个到 12 个罐。

3）用真空抽气枪抽气固定，吸力以患者耐受度为主。

4）留罐时间：10～15 分钟。

5）留罐过程中，注意观察皮肤颜色变化或有无水疱。

（5）注意事项

1）拔罐期间注意保暖。

2）拔罐后建议 6 小时后才洗澡，不宜洗冷水澡。

3）拔罐时间控制在 10～15 分钟。

4）拔罐出现水疱，小的水疱一般不用处理，2～3 天可自行吸收；大的水疱需要在医生指导下处理，以免感染。

5）凝血功能障碍、患有出血性疾病（如血友病、血小板减少、再生障碍性贫血等）的患者不适合使用拔罐。

6）血糖控制欠佳的患者不宜拔罐，如因病情需要拔罐时间不宜超过 10 分钟。

7）支气管扩张、肺气肿患者背部及胸前不宜拔罐。

8）孕妇不建议拔罐。

9）六岁以内小孩的皮肤比较稚嫩，不配合拔罐的，可使用生油或者安心安油涂在上面穴位上，用中指和示指指腹擦拭，以使局部皮肤潮红或出痧，也能达到和胃止痛之效。

（二）肝气犯胃型胃痛

1. 出现哪些伴随症状，属于肝气犯胃型胃痛？

老是觉得闷闷不乐、提不起精神、想法消极、人特别敏感，容易生闷气，心情不愉快或生气后会觉得胃脘部胀满不适、嗳气频频，这种情况可辨识为肝气犯胃型胃痛。这类患者多是工作、学习压力大，没有办法舒缓自己或受了一些不良事件的刺激等引起，常常伴有注意力不集中、爱叹气、爱埋怨等。

2. 巧用点穴拨筋，帮你疏肝健胃

（1）处理：点穴拨筋。

（2）取穴：太冲、三阴交、曲泉。

（3）简易定位

太冲：足背，由第一、二趾间缝纹头向足背上推，至其两骨联合前缘凹陷中处。

三阴交：手四指并拢，小指下边缘紧靠内踝尖上，示指上缘所在水平线在胫骨后缘的交点。

曲泉：屈膝端坐，当膝内侧高骨（股骨内上髁）后缘，位于两筋前方，腘横纹头上方处。

（4）操作方法见本章基本方。

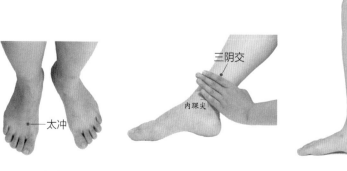

太冲　　　　　　　　三阴交　　　　　　　　曲泉

（三）脾胃虚寒型胃痛

1. 哪些症状表明你是脾胃虚寒型胃痛?

如果平素体质差、疲倦乏力、手足冰冷、只能吃热的食物、一吃寒凉就会胃痛或拉肚子、面色萎黄或淡白、讲话不够气即可辨识为脾胃虚寒型胃痛。这类患者时常觉得胃脘部凉凉，抚摸胃脘部肤温也是偏低的，伸舌是淡红，苔薄白的。

2. 艾好这些穴位，帮你摆脱脾胃虚寒型胃痛烦恼

（1）处理：艾灸。
（2）取穴：上脘、中脘、梁门、神阙、公孙、足三里。
（3）简易定位
中脘：脐中央与胸骨体下缘两点连线之中央（脐上四寸）。
上脘：脐中央与胸骨体下缘两点连线，脐中央上五寸，即中脘上一拇指（一寸）。
梁门：平肚脐与胸剑联合连线之中点（脐上四寸），任脉（前正中线）旁开三横指（两寸）处。
神阙：肚脐中央即是本穴。

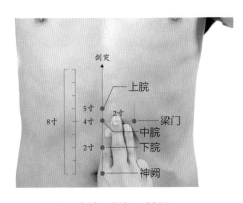

上脘、中脘、梁门、神阙

公孙：由足蹬趾内侧后有一关节（第一跖趾关节）往后用手推有一弓形骨，弓形骨后端下缘凹陷处（第一跖、骨基底内侧前下方）。

足三里：坐位屈膝，先确定犊鼻的位置，自犊鼻直下四横指，按压有酸胀感处为此穴。

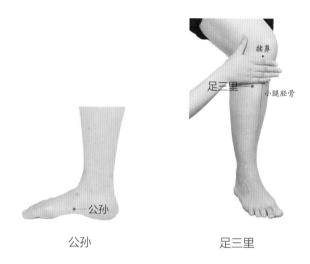

公孙　　　　　　　足三里

（4）操作方法

1）上脘、中脘、梁门、神阙为腹部相邻的穴位。家里常备一个可以同时插几根艾条艾灸箱，治疗的时候平躺着，让家人帮忙把艾灸箱放到腹部上述穴位即可。

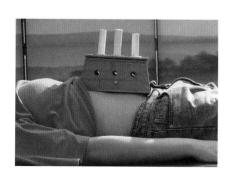

腹部艾灸

2）公孙、足三里可用手持点燃的艾条进行艾灸，也可以用相应的固定架子固定艾条，距离皮肤 3～4cm，以被灸者的温感作为标准，感觉适宜即可。

3）每个部位灸 15～20 分钟，微微出汗为宜。

4）如果家里通风条件欠佳，使用艾灸会产生很大烟，或者某些老年人不宜艾灸，可以用粗盐 250g 加热，用毛巾包裹，烫煨上面穴位即可。

（5）注意事项

1）艾灸注意保暖，不要在空调房或大风口施灸，适当保持空气流通。

2）艾灸过程中，部分患者会出现明显的局部反应，如发麻、排风、排寒、发痒，属于正常现象，不需特殊处理；出现局部有水汽，及时用干毛巾擦拭；出现局部刺痛的感觉，触摸肤温并不高这种情况保证艾灸的安全距离，可继续艾灸。

3）艾灸后，出现小的水疱一般不用处理，3～5 天可以自行吸收；大的水疱需要在医生指导下处理，以免感染。

4）血糖偏高、有感觉障碍的患者慎灸，以免烫伤感染。

5）小孩不配合艾灸或血糖偏高、感觉障碍不宜艾灸的患者，可以用粗盐 250g 加热，用毛巾包裹，烫煨上面穴位即可。

（四）脾胃积热型胃痛

1. 出现这些伴随症状，需警惕你是脾胃积热型胃痛

常见平时喜欢进食煎炸、辛辣的食物，胃脘灼热疼痛，还有大便秘结、口气重、口渴，伸舌照镜子观察舌面不干净，很腻或厚偏黄的舌苔，有上述症状可辨别为脾胃积热型胃痛。

2. 巧用刮痧，帮你解决脾胃积热型胃痛

脾胃积热型胃痛首选基本方中的中指指腹采血笔点刺放血，脾胃积热症状明显、胃痛反复发作可配合以下部位的刮痧。

（1）处理：小腿胃经、脾经循行区域刮痧。

（2）简易定位：小腿前侧足三里至足背内庭为胃经循行区域；小腿内侧阴陵泉到足内侧隐白为脾经循行区域。

足三里：坐位屈膝，先确定犊鼻的位置，自犊鼻直下四横指，按压有酸胀感处为此穴。

内庭：足背，第二、三趾缝纹端正中后上5分（约半横指）在第二、三跖趾关节前凹陷中。

阴陵泉：坐位，用拇指沿小腿内侧骨内缘（胫骨内侧）由下往上推，至拇指抵膝关节下时，胫骨向内上弯曲之凹陷处。

隐白：足蹬趾内侧，由蹬趾趾甲内侧缘与下缘作一垂直线之交点。

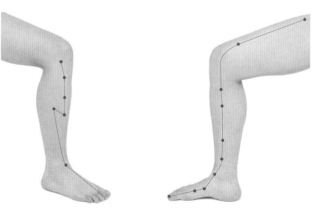

小腿胃经循行区域　　　　　　小腿脾经循行区域

（3）操作方法

1）在皮肤上均匀涂上刮痧油、万花油、润滑油等介质。

2）手握刮痧板，先以轻、慢、柔手法为主，从足三里刮向内庭，从阴陵泉刮向隐白。

3）患者适应后，手法逐渐加重、加快，以患者能耐受为度。

4）遇皮下结节或疼痛点时重点刮拭，以出痧为度。

（4）注意事项

1）刮拭前仔细检查刮痧工具，以免刮伤皮肤。

2）刮痧过程要避免风寒之邪侵袭，空调、风扇等不宜直吹刮痧部位。

3）刮痧后不宜立刻洗澡，建议6小时后再洗温水澡。

4）刮痧后1~2天局部出现轻微疼痛、痒感等属正常现象，无需特殊处理。

5）不要在过饥、过饱、过度疲劳及紧张的情况下刮痧治疗。

6）血糖控制欠佳或有重症贫血、血小板减少及有凝血功能障碍者不适宜刮痧。

7）孕妇不建议刮痧。

（五）感受寒邪型胃痛

1. 哪些症状的出现，表明你是感受寒邪型胃痛？

如果有淋雨、空调过低等受凉史，或进食冷饮、生冷食品后出现胃脘拘挛疼痛、疼痛难忍，这种情况可辨识为感受寒邪型胃痛。这些患者用热水袋等外敷胃痛会有所缓解，有些患者伴腹泻呕吐，舌淡红。

2. 艾一艾，帮你祛除感受寒邪型胃痛

（1）处理：艾灸。

（2）取穴：中脘、神阙、天枢、气海、足三里。

（3）简易定位

中脘：脐中央与胸骨体下缘两点连线之中央（脐上四寸）。

神阙：肚脐中央即是本穴。

天枢：脐中水平旁外三横指（两寸）。

气海：肚脐直下两横指（约一寸半）处。

足三里：坐位屈膝，先确定犊鼻的位置，自犊鼻直下四横指，按压有酸胀感处为此穴。

（4）处理方法与注意事项参考脾胃虚寒型。

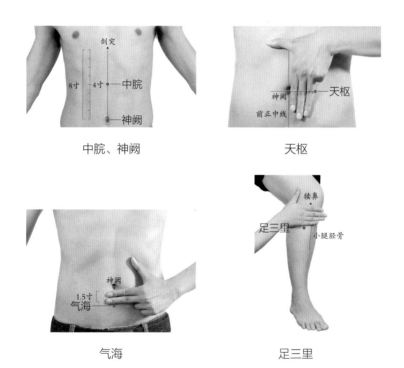

中脘、神阙　　　　　　　　天枢

气海　　　　　　　　足三里

四、李医生温馨提示

1. 一般胃痛经过上述对症处理后，可得到一定的缓解；但有些人上腹疼痛，就自我诊断"胃痛"，甚至自行购买胃痛药物，这是不可取的！上腹痛是很多器质性病变如胰腺炎、胃溃疡、胃肿瘤、心绞痛等的伴随症状，所以胃痛经简单处理未见缓解或反复发作的一定要到医院诊治，查明原因，以免延误病情。

2. 胃痛与饮食作息习惯、精神压力等因素等有密切关系，胃痛反复发作的注意以下几点：

（1）要调整自己的作息，避免熬夜。

（2）调整自己的饮食习惯，不能饿一餐、饱一餐。

（3）记录能诱发自己胃痛的食物予以避开，避免吃番薯、芋头、糯米、咖啡、浓茶等食物。

（4）适当运动调整心态，保持心身愉快。

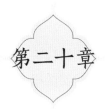

呃逆

一、呃逆是种难言的尴尬

呃逆即打嗝，指气从胃中上逆，喉间频频作声，声音急而短促。这是一个生理上常见的现象，由横膈膜痉挛收缩引起。健康人也可发生一过性呃逆，多与饮食有关，特别是饮食过快、过饱，摄入很热或冷的食物饮料、饮酒等，外界温度变化和过度吸烟亦可引起。

呃逆频繁或持续24小时以上，称为难治性呃逆，多发生于某些疾病，如纵隔肿瘤、食管炎、食管癌、胸膜炎、心包炎、心肌梗死、胃炎、脑膜炎，代谢脑病等。所以如果打嗝简单处理后，未见明显缓解，或反复打嗝，需前往医院就诊，以查明呃逆原因。上述器质性病变引起的呃逆不在本章范畴。

二、巧用点穴拨筋，妙解呃逆尴尬困境

以下列举了呃逆外治法处理的基本方，只要有呃逆的症状，不管虚与实、寒与热，都可以使用。

（1）取穴：内关、合谷、攒竹、翳风。

（2）简易定位

内关：仰掌，微屈腕关节，从腕横纹上三指（两寸），当两条大筋之间。

合谷：拇、示指张开，使虎口拉紧，另一手的拇指关节横纹压在虎口上，拇指关节向前弯曲压在对侧的拇、示指指蹼上，拇指尖所指处。

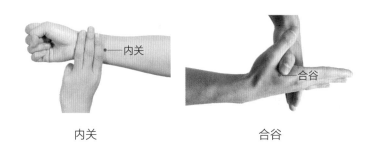

内关 　　　　　　　　　　　合谷

攒竹：顺眼眶边缘内侧循摸至眉毛内侧端处，可触及眼眶有一凹陷，即眶上切迹处。

翳风：将耳垂向后捺，耳垂的边缘。

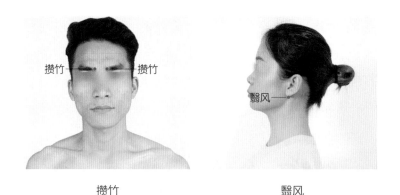

攒竹 　　　　　　　　　　　翳风

（3）操作方法

1）用大拇指或示指指腹依次抵在上述穴位皮肤上。

2）指腹不离开皮肤通过按压、旋转、上下左右推动的方法，看看是否能找到明显疼痛的条索状或粟粒状的筋结点。

3）利用点穴拨筋棒的平头端固定在筋结点上，用拨离的手法上下左右拨离 30～50 次。

4）因点穴拨筋棒质硬，拨筋会比较痛，对消瘦、年纪偏大或痛阈较低的人，可能不耐受疼痛，或没有找到明显筋结点可改用手指指腹依次揉按上述穴位，每个穴位 30～50 下即可。

三、不同类型的呃逆，要如何鉴别、针对解决？

功能性的呃逆经上述基本方的处理后，基本可以得到很好的改善。有些人会问能不能艾灸、能不能拔罐、能不能放血等，大家可以通过以下自我辨识要点，初步判断自己呃逆的证型，在使用基本方的同时可进一步使用对应呃逆类型的治疗方案。

（一）脾胃虚寒型呃逆

1. 脾胃虚寒也会引起呃逆

如果平素体质差、疲倦乏力、手足冰冷、喜欢喝热的食品，面色萎黄或淡白、讲话不够气，进食后出现呃逆即可辨识为脾胃虚寒型呃逆。这类患者舌是淡红，苔薄白的。

2. 艾灸好四个穴位，缓解脾胃虚寒型呃逆

（1）处理：艾灸。
（2）取穴：上脘、中脘、梁门、下脘。
（3）简易定位
中脘：脐中央与胸骨体下缘两点连线之中央（脐上四寸）。

上脘：脐中央与胸骨体下缘两点连线，脐中央上五寸，即中脘上一拇指（一寸）。

下脘：脐中央与中脘两点连线之中央（脐上两寸）。

梁门：平肚脐与胸剑联合连线之中点（脐上四寸），任脉（前正中线）旁开三横指（两寸）处。

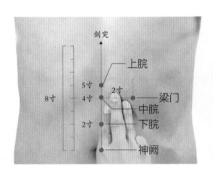

上脘、中脘、下脘、梁门

（4）操作方法

1）上脘、中脘、梁门、下脘为腹部相邻的穴位，家里常备一个可以同时插几根艾条的艾灸箱。治疗的时候平躺着，让家人帮忙把艾灸箱放到腹部上述穴位即可。

2）灸15~20分钟，微微出汗为宜。

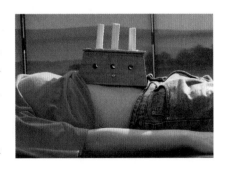

腹部艾灸

3）如果家里不是很通风，使用艾灸会产生很大烟，或者老年人不宜艾灸，可以用粗盐250g加热，用毛巾包裹，烫煨上述穴位即可。

（5）注意事项

1）艾灸注意保暖，不要在空调房或大风口施灸，适当保持空气流通。

2）艾灸后可适当喝热的生姜水或艾叶茶，以助汗出。

3）艾灸过程中，部分患者会出现明显的局部反应，如发麻、排风、排寒、发痒，属于正常现象，不需特殊处理；出现局部有水汽，及时用干毛巾擦拭；出现局部刺痛的感觉，触摸肤温并不高，这种情况保证艾灸的安全距离，可继续艾灸。

4）艾灸后，出现小的水疱一般不用处理，3~5天可以自行吸收；大的水疱需要在医生指导下处理，以免感染。

5）血糖偏高、有感觉障碍的患者慎灸，以免烫伤感染。

6）小孩不配合艾灸，或者血糖偏高、感觉障碍的老年人，可以用粗盐250g加热，用毛巾包裹，烫熨上述穴位即可。

（二）肝气郁结型呃逆

1. 要警惕是肝气郁结型呃逆

老是觉得闷闷不乐、提不起精神、想法消极、人特别敏感，容易生闷气，心情不愉快或生气后会觉得胃脘部胀满不适、嗳气频频，或者呃逆频频的，这种情况可辨识为肝气犯胃型呃逆。这类患者多是工作、学习压力大，没有办法舒缓自己或受了一些不良事件的刺激等引起，常常伴有注意力不集中、爱叹气、爱埋怨等。

2. 生气后呃逆，一定要试试这两个方案

处理方法一：中指指腹点刺放血。

（1）部位：中指指腹。

（2）简易定位：中指末节腹侧部分。

（3）操作方法

1）首先确定中指指腹的刺血点。

2）操作者用拇指与示指，示指在下，

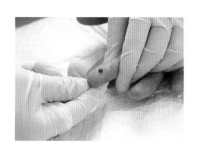

中指指腹放血

拇指在上，固定被操作者的中指。操作者用拇指指腹用力捋动被操作者中指指腹，捋向指尖，固定片刻，观察回血最快或者明显充盈的点，即为刺血点。

3）用 75% 酒精棉片在中指指腹由内到外进行消毒，消毒 1~2 遍。

4）戴上医用手套，使用安装好的血糖笔对准中指指腹点刺。

5）反复用力从下往上挤压，挤出瘀血 3~5 滴，瘀血明显时可至 8~10 滴，或血由暗红变成淡红为宜。

6）治疗后，用 75% 酒精棉片消毒，并清理血迹。

7）如果刺血处仍有出血，可用消毒棉球或纱块按压片刻。

8）放血后，半小时之内不要洗手。

（4）注意事项

1）建议大家家里常备一支血糖笔，血糖笔的点刺，操作简单、安全，大家可查看总论部分血糖笔的操作。

2）中指指腹点刺放血，不重在放血，而在"激发阳气，邪有出路"，其放血量极少，对身体无伤害，大家可放心使用。

3）不能空腹或者是暴饮暴食后进行该操作，以免发生晕血、晕针等不适。

4）如有晕血、晕针史或者血小板低下、凝血功能障碍的患者不宜使用。

处理方法二：点穴拨筋。

（1）取穴：太冲、曲泉。

（2）简易定位

太冲：足背，由第一、二趾间缝纹头向足背上推，至其两骨联合前缘凹陷中处。

曲泉：屈膝端坐，当膝内侧高骨（股骨内上髁）后缘，位于两筋前方，腘横纹头上方处。

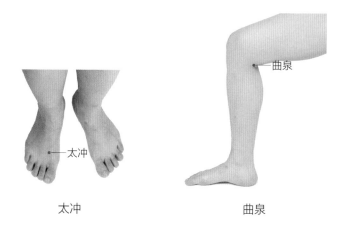

太冲 曲泉

（3）操作方法见呃逆的基本方操作。

（三）脾胃积热型呃逆

1. 出现这些症状，要小心是脾胃积热型呃逆

常见于平时喜欢进食煎炸、辛辣的食物，胃脘灼热疼，大便秘结、口气重、口渴，伸舌照镜子观察舌面不干净，舌苔腻或很厚偏黄的舌苔，饱食后出现呃逆的，可辨别为脾胃积热型呃逆。

2. 巧用拔罐，快速解除脾胃积热型呃逆尴尬

脾胃积热型呃逆推荐使用拔罐，如果家里没有拔罐器或者旅途在外，可改用下面穴位刮痧、按压等。

（1）处理：拔罐。

（2）取穴：膈俞、胃俞、脾俞、三焦俞。

（3）简易定位

膈俞：由平双肩胛骨下角之椎骨即第七胸椎，第七胸椎棘突下旁开二横指（约一寸半）处。

胃俞：与肚脐中相对应处即为第二腰椎，由第二腰椎往上摸二个椎

体，即为第十二胸椎，由其棘突下旁开示、中二横指（约一寸半）处。

脾俞：与肚脐中相对应处即为第二腰椎，由第二腰椎往上摸三个椎体，即为第十一胸椎，由其棘突下旁开二横指（约一寸半）处。

三焦俞：与肚脐中相对应处即为第二腰椎，由第二腰椎往上摸一个椎体，即为第一腰椎，由其棘突下旁开示、中二横指（约一寸半）处。

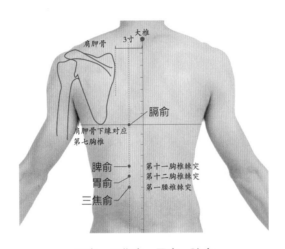

膈俞、三焦俞、胃俞、脾俞

（4）操作方法

1）患者采用俯卧位，充分暴露操作部位。

2）依次在上面穴位定罐，胃俞、脾俞、三焦俞相邻，可一个罐套两个穴，左右各一。

3）用真空抽气枪抽气固定，吸力以患者耐受度为主。

4）留罐时间：10～15分钟。

5）留罐过程中，注意观察皮肤颜色变化或有无水疱。

（5）注意事项

1）拔罐期间注意保暖。

2）拔罐后建议6小时后才洗澡，不宜洗冷水澡。

3）拔罐时间控制在10～15分钟。

4）拔罐出现水疱，小的水疱一般不用处理，2~3天可自行吸收；大的水疱需要在医生指导下处理，以免感染。

5）凝血功能障碍、患有出血性疾病（如血友病、血小板减少、再生障碍性贫血等）的患者不适合使用拔罐。

6）血糖控制欠佳的患者不宜拔罐，如因病情需要拔罐时间不宜超过10分钟。

7）支气管扩张、肺气肿患者背部及胸前不宜拔罐。

8）孕妇不建议拔罐。

（四）饮食停滞型呃逆

1. 怎么判断是饮食停滞引起的呃逆?

如果平时是饿一餐饱一餐，饮食不规律，在过度进食后，出现胃脘部胀满，呃逆频频，有泛酸甚至呕吐不消化食物的症状，可辨识为饮食停滞型的呃逆。这类患者平时大便黏腻，排便不爽，伸舌见舌面苔厚腻。

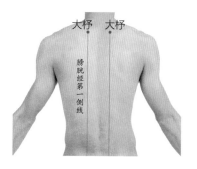

膀胱经背段

2. 膀胱经拔罐，解除饮食停滞型呃逆

（1）处理：拔罐。

（2）部位：膀胱经背段。

（3）简易定位

在人体后背正中脊椎骨旁开约两横指（示、中指）（一寸半）及旁开约四横指（三寸）的位置，左右各两个区域，就是膀胱经在背部的主要区域。

（4）操作方法

1）患者采用俯卧位，充分暴露操作部位。

2）从双侧大杼（坐位低头，项后上背部脊柱最上方突起之椎骨，往下推一个椎骨即为第一胸椎，由此椎棘突下旁开两横指（示、中指）处开始定罐，依次往下排列，左右各一，一共排10个到12个罐。

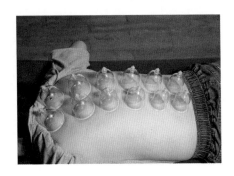

膀胱经拔罐

3）用真空抽气枪抽气固定，吸力以患者耐受度为主。

4）留罐时间：10～15分钟。

5）留罐过程中，注意观察皮肤颜色变化或有无水疱。

（5）注意事项：见脾胃积热型。

（五）感受寒邪型呃逆

1. 这些症状的出现，表明你是感受寒邪型呃逆

如果有淋雨、空调过低等受凉史，或进食冷饮、生冷食品后出现呃逆，甚则出现胃脘拘挛疼痛，这种情况可辨识为感受寒邪型呃逆。这些患者用热水袋等外敷，呃逆带来的不适症状会有所缓解。

2. 艾一艾，帮你解决感受寒邪型呃逆

（1）处理：艾灸。

（2）取穴：中脘、神阙、天枢、气海、足三里。

（3）简易定位

中脘：脐中央与胸骨体下缘两点连线之中央（脐上四寸）。

神阙：肚脐中央即是本穴。

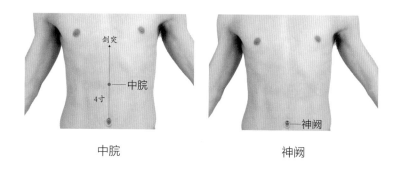

中脘　　　　　　　　　　　　神阙

天枢：脐中水平旁外三横指（两寸）。

气海：肚脐直下两横指（约一寸半）处。

足三里：坐位屈膝，先确定犊鼻的位置，自犊鼻直下四横指，按压有酸胀感处为此穴。

（4）处理方法与注意事项参考脾胃虚寒型。

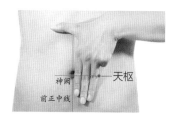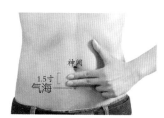

天枢　　　　　　　　　　　　气海

四、李医生温馨提醒

1. 功能性的呃逆经过上述处理后很快可以得到缓解。但需要注意的是，有时反复频繁地打嗝，除了是正常的生理反应之外，还是某种疾病的预兆，如消化系统病变、中枢系统病变、心脏疾病等。所以反复和频繁地打嗝，而且不容易停，必须前往医院就诊查明原因，以免延误病情。

2. 功能性的呃逆除了以上外治法，还有很多方法可随时随地、不受工具约束，拿起来就用的方法：

   （1）深呼吸：进食时发生呃逆可以暂停进食，做几次深呼吸，往往在短时内能止住。

   （2）喝水弯腰法：将身体弯腰至90度时，大口喝下几口温水。

   （3）屏气法：直接屏住呼吸30~45秒，但心肺功能不好的人慎用此法。

   （4）惊吓法：趁不注意猛拍一下打嗝者的后背，也能止嗝。高血压患者应慎用。

   （5）纸袋呼气法：用一个小塑料袋，罩住自己的口鼻，进行3~5次的深呼吸，用呼出的二氧化碳重复吸入，增加血液中二氧化碳的浓度，抑制打嗝。

   （6）婴儿打嗝时，可将婴儿抱起，用指尖在婴儿的嘴边或耳边轻轻搔痒，至婴儿发出笑声，打嗝一般可停止。

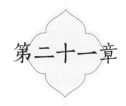

第二十一章

腹痛

一、哪些症状属于腹痛范畴？

腹痛也就是平常说的"肚子疼"，是指由于各种原因引起的腹腔内外脏器的病变，而表现为腹部的疼痛。腹痛可分为急性与慢性两类。病因极为复杂，包括胃炎、胆囊炎、胰腺炎等炎症，肿瘤，出血，梗阻，穿孔，肾结石，异位妊娠及功能障碍等，多数为器质性，也可为功能性。

中医认为"肚子痛"，主要由于感受了风寒、进食生冷或脾胃虚寒、肠道湿热、气机不畅等引起，本章主要讨论的是功能性的腹痛，或已明确诊断是胃炎、慢性胆囊炎、肠炎等引起的疼痛。在家里可以使用外治法帮助自己或家人缓解肚子疼带来的不适。如果腹痛急性发作、疼痛剧烈，或伴有发热、大汗淋漓、呕吐、腹壁紧张等必须及时前往医院就诊，以除外腹部相关脏腑的急性病变。梗阻、穿孔、异位妊娠等外科及妇科疾患引起的急性腹痛不在本章范畴。

二、妙用点穴拨筋，帮你快速解决腹痛难题

中医外治法的使用也需要辨证，但很多刚刚接触中医的读者，不一定能很好地掌握辨证的思路。针对这种情况，本处列举了针对腹泻的外治法基本方，腹泻不管是哪一个证型，都可以使用这一外治法。

处理方法：点穴拨筋。

（1）取穴：合谷、内关、足三里、天枢。

（2）简易定位

合谷：拇、示指张开，使虎口拉紧，另一手的拇指关节横纹压在虎口上，拇指关节向前弯曲压在对侧的拇、示指指蹼上，拇指尖所指处。

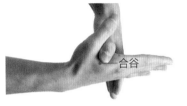

合谷

内关：仰掌，微屈腕关节，从腕横纹上三指（二寸），当两条大筋之间。

足三里：坐位屈膝，先确定犊鼻的位置，自犊鼻直下四横指，按压有酸胀感处为此穴。

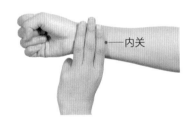

内关

天枢：脐中水平旁外三横指（两寸）。

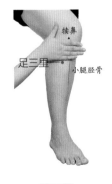

足三里

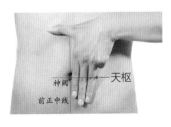

天枢

（3）操作方法

1）用大拇指或示指指腹依次抵在上述穴位皮肤上。

2）指腹不离开皮肤通过按压、旋转、上下左右推动的方法，看看是否能找到明显疼痛的条索状或粟粒状的筋结点。

3）利用点穴拨筋棒的平头端固定在筋结点上，用拨离的手法上下左右拨离 30～50 次。

4）因点穴拨筋棒质硬，拨筋会比较痛，对消瘦、年纪偏大或痛阈较低的人，可能不耐受疼痛，或没有找到明显筋结点可改用手指指腹依次揉按上述穴位，每个穴位 30～50 下即可。

三、腹痛也分类，该如何辨别、针对性应对？

针对腹泻，有些人会问能不能艾灸、能不能拔罐、能不能刮痧等，大家可以通过以下自我辨识要点，初步判断自己腹泻的证型。在使用基本方的同时可进一步使用对应腹泻类型的治疗方案。

（一）感受寒邪型腹痛

1. 感受寒邪型腹痛常见症状

如果有进食冷饮、生冷食品后出现腹泻，或有受凉病史，如淋雨、游泳、空调过低等，出现鼻塞、咳痰或呕吐的，这种情况可辨识为感受寒邪型腹泻，伸舌是淡红的。

2. 艾灸好这四个穴位，帮你祛风解表缓解腹痛

（1）处理：艾灸。

（2）取穴：中脘、神阙、关元、天枢。

（3）简易定位

中脘：脐中央与胸骨体下缘两点连线之中央（脐上四寸）。

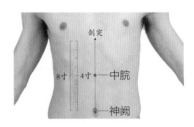

中脘、神阙

神阙：肚脐中央即是本穴。

关元：脐中直下四横指（三寸）处。

天枢：脐中水平旁外三横指（两寸）。

（4）操作方法

1）中脘、神阙、关元、天枢为腹部相邻的穴位。家里常备一个可以同时插几根艾条的艾灸箱，治疗的时候平躺着，让家人帮忙把艾灸箱放到腹部上述穴位即可。

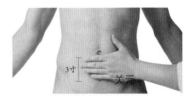

关元

2）灸15~20分钟，也可根据腹痛缓解程度适当延长治疗时间。

3）如果家里不是很通风，使用艾灸会产生很大烟，或者老年人不宜艾灸，可以用粗盐250g加热，用毛巾包裹，烫煨上面穴位即可。

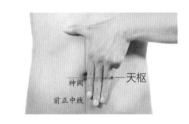

天枢

（5）注意事项

1）艾灸注意保暖，不要在空调房或大风口施灸，适当保持空气流通。

2）艾灸后可适当喝热的生姜水或艾叶茶，以助汗出。

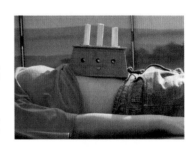

腹部艾灸

3）艾灸过程中，部分患者会出现明显的局部反应，如发麻、排风、排寒、发痒，属于正常现象，不需特殊处理；出现局部有水汽，及时用干毛巾擦拭；出现局部刺痛的感觉，触摸肤温并不高，这种情况保证艾灸的安全距离，可继续艾灸。

4）艾灸后，出现小的水疱一般不用处理，3～5天可以自行吸收；大的水疱需要在医生指导下处理，以免感染。

5）血糖偏高、有感觉障碍的患者慎灸，以免烫伤感染。

6）小孩不配合艾灸，或血糖偏高、有感觉障碍不宜艾灸的患者，可以用粗盐250g加热。用毛巾包裹，烫熨上面穴位即可；针对婴幼儿，家长可以在自己掌心放点生油，然后两手反复摩擦至发烫，然后迅速捂在孩子肚脐上，反复做5～10次，对婴幼儿外感寒邪的腹痛有很大的帮助。

（二）脾胃虚寒型腹痛

1. 伴随这些症状表明你是脾胃虚寒型腹痛

如果平素体质差、疲倦乏力、手足冰冷、只能喝热的东西、一吃寒凉就会腹痛或拉肚子，面色萎黄或淡白、讲话不够气即可辨识为脾胃虚寒型胃痛。这类患者老觉得腹部或肚脐凉凉的，抚摸腹部肤温也是偏低，伸舌是淡红，苔薄白的。

2. 饮食生冷后腹痛，赶紧试试这个方案！

（1）处理：艾灸。

（2）取穴：中脘、神阙、关元、天枢、足三里。

（3）简易定位

足三里：坐位屈膝，先确定犊鼻的位置，自犊鼻直下四横指，按压有酸胀感处为此穴。

其余穴位参考外感风寒方法。

（4）操作方法：足三里可用手持点燃的艾条进行艾灸，也可以用相应的固定架子固定艾条，距离皮肤3～4cm，以被灸者的温感作为标准，感

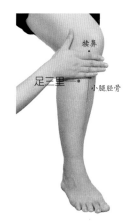

足三里

觉适宜即可；可以将艾条上下移动（雀啄灸）、左右移动（回旋灸），也可以静止不动（温和灸）；其余穴位艾灸操作及注意事项参考外感风寒操作方法。

（三）胃肠湿热型腹痛

1. 出现这些症状，需警惕胃肠湿热型腹痛

常见于平时喜欢进食煎炸、辛辣的食物，大便秘结或大便腐臭粘壁、腹部胀满、隐隐作痛，还伴有口气重、口渴，伸舌照镜子观察舌面不干净，很腻或很厚偏黄的舌苔，有上述症状可辨别为脾胃积热型腹痛。

2. 巧用这些外治法，帮你祛湿化热缓解腹痛

处理方法一：拔罐。

（1）取穴：胃俞、三焦俞、大肠俞、天枢、大横。

（2）简易定位

胃俞：与肚脐中相对应处即为第二腰椎，由第二腰椎往上摸二个椎体，即为第十二胸椎，由其棘突下旁开示、中二横指（约一寸半）处。

三焦俞：与肚脐中相对应处即为第二腰椎，由第二腰椎往上摸一个椎体，即为第一腰椎，由其棘突下旁开示、中二横指（约一寸半）处。

大肠俞：髂嵴最高点之联线与脊柱之交点即为第四腰椎棘突下，由此旁开二横指（示、中指）处。

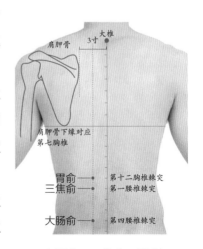

大肠俞、三焦俞、胃俞

天枢：脐中水平旁外三横指（两寸）。

大横：乳头向下作与前正中线的平行线，再由脐中央作一水平线，两线交点处。

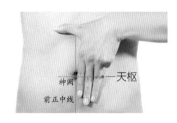

天枢

（3）操作方法

1）因上述穴位有背部穴位，也有腹部穴位，两组穴位可交替进行；采用俯卧位或者平卧位。

2）依次在上面穴位定罐。

3）用真空抽气枪抽气固定，吸力以患者耐受度为主。

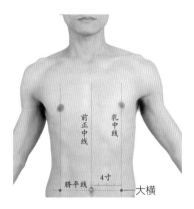

大横

4）留罐时间：10～15分钟。

5）留罐过程中，注意观察皮肤颜色变化或有无水疱。

（4）注意事项

1）拔罐期间注意保暖。

2）拔罐后建议6小时后才洗澡，不宜洗冷水澡。

3）拔罐时间控制在10～15分钟。但腹部一般耐受度减低，可根据耐受度适当缩短时间。

4）拔罐出现水疱，小的水疱一般不用处理，2～3天可自行吸收；大的水疱需要在医生指导下处理，以免感染。

5）凝血功能障碍、患有出血性疾病（如血友病、血小板减少、再生障碍性贫血等）的患者不适合使用拔罐。

6）血糖控制欠佳的患者不宜拔罐，如因病情需要拔罐时间不宜超过10分钟。

7）支气管扩张、肺气肿患者背部及胸前不宜拔罐。

8）孕妇不建议拔罐。

9）皮肤干燥，气罐没办法固定的可以在皮肤上外涂一层万花油。

处理方法二：穴位点刺放血＋拔罐。

（1）取穴：曲池。

（2）简易定位

曲池：仰掌，微屈肘，肘横纹头与肘关节桡侧的高骨（肱骨外上髁）连线的中点。

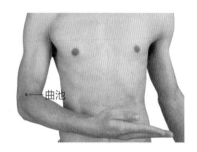

曲池

（3）操作方法

1）患者采用坐位或平卧位。

2）用75%酒精棉片在曲池由内到外进行消毒，消毒1～2遍。

3）戴上医用手套，使用安装好的血糖笔对准曲池。

4）按动血糖笔进行点刺，点刺选取穴位及穴位附近1～3处。

5）用小号真空抽气罐固定在穴位上，用真空抽气枪吸气，以罐内形成负压，固定在穴位上，留罐5～10分钟。

6）治疗后，用75%酒精棉片消毒，并清理血迹。

7）如果刺血处仍有出血，可用消毒棉球或纱块按压片刻。

8）放血后，局部建议6小时后才洗澡。

（4）注意事项

1）血糖笔操作简单、安全，大家可查看总论部分血糖笔的操作。

2）如有晕血、晕针史或者血小板低下、凝血功能障碍的患者不宜使用。

3）曲池具有清热解表、疏经通络的作用，对有晕血、晕针等的患者，或者不熟悉血糖笔操作的患者，可在本穴位上进行刮痧、点穴揉按。

（四）气滞血瘀型腹痛

1. 反复腹痛伴便秘，你可能是气滞血瘀

腹痛病情反复、病程长，疼痛往往有具体的定位，但会走动，做了很多检查都没有提示具体的器质性病变，平时总是担心自己得了什么疾病，提不起精神、容易生闷气，脸色晦暗、嘴唇偏暗，再观察舌底的络脉迂曲。这类患者往往伴随大便难解、嗳气、腹胀等，可辨识为气滞血瘀型腹痛。

2. 两个方法，帮你行气化瘀缓解腹痛

以下两个方法任选其一即可，如果惧怕放血或家里没有血糖笔的，可选用背部拔罐。

处理方法一：中指指腹点刺放血。

（1）部位：中指指腹。

（2）简易定位：中指末节腹侧部分。

（3）操作方法

1）首先确定中指指腹的刺血点。

2）操作者用拇指与示指，示指在下，拇指在上，固定被操作者的中指，操作者用拇指指腹用力捋动被操作者中指指腹，捋向指尖，固定片刻，观察回血最快或者明显充血的点，即为刺血点。

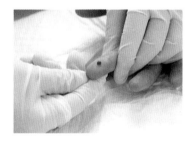

中指指腹放血

3）用 75% 酒精棉片在中指指腹由内到外进行消毒，消毒 1~2 遍。

4）戴上医用手套，使用安装好的血糖笔对准中指指腹点刺。

5）反复用力从下往上挤压，挤出瘀血 3~5 滴，瘀血明显时可至 8~10 滴，或血由暗红变成淡红为宜。

6）治疗后，用 75% 酒精棉片消毒，并清理血迹。

7）如果刺血处仍有出血，可用消毒棉球或纱块按压片刻。

8）放血后，半小时之内不要洗手。

（4）注意事项

1）建议大家家里常备一支血糖笔，血糖笔的点刺，操作简单、安全，大家可查看总论部分血糖笔的操作。

2）中指指腹点刺放血，针对腹痛，有调畅气机的作用，放血量极少，对身体无伤害，大家可放心使用。

3）不能空腹或者是暴饮暴食后进行该操作，以免发生晕血、晕针等不适。

4）如有晕血、晕针史或者血小板低下、凝血功能障碍的患者不宜使用。

处理方法二：点穴拨筋。

（1）取穴：太冲、曲泉、血海、梁丘。

（2）简易定位

太冲：足背，由第一、二趾间缝纹头向足背上推，至其两骨联合前缘凹陷中处。

曲泉：屈膝端坐，当膝内侧高骨（股骨内上髁）后缘，位于两筋前方，腘横纹头上方处。

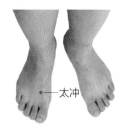

太冲

血海：下肢用力蹬直，髌骨内上缘上约二横指处鼓起之肌肉（股内收肌）的中点。

梁丘：下肢用力蹬直，髌骨外上缘上方约二横指处可见一凹陷（股外直肌与股直肌之间结合部），该凹陷正中处。

（3）操作方法：可参考基本方案。

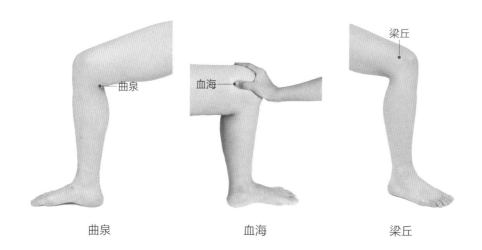

曲泉　　　　　　　血海　　　　　　　梁丘

四、李医生温馨提示

1. 对感受了风寒、进食生冷引起的腹痛，或素体脾胃虚寒、肠道湿热及慢性疾病反复发作等引起的腹痛，均可参考上述外治法。

2. 开篇已提醒引起腹痛原因很多，大家不容忽视，更不能自行服用止痛药。疼痛剧烈或经简单处理后仍未缓解，应及时前往医院诊治，行相关检查，查明腹痛原因。

3. 针对三岁以内婴幼儿的腹痛，家长可以在自己掌心放点食用油，两手反复摩擦至发烫，然后迅速捂在孩子肚脐上，反复做5~10次，对婴幼儿外感寒邪的腹痛有很大的帮助。

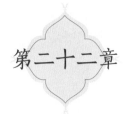

第二十二章

腹泻

一、腹泻都有哪些具体表现？

腹泻是一种常见症状，俗称"拉肚子"，是指排便次数明显超过平日习惯的频率，粪质稀薄，或含未消化食物或脓血、黏液。腹泻常伴有排便急迫感、肛门不适、失禁等症状。临床上按病程长短，将腹泻分急性和慢性两类。急性腹泻发病急剧，病程在2~3周之内，大多系感染引起。慢性腹泻指病程在两个月以上或间歇期在2~4周内的复发性腹泻，发病原因更为复杂，可为感染性或非感染性因素所致。

中医认为"拉肚子"主要的病因是由于感受外邪、饮食所伤、情志失调、脾胃虚弱、命门火衰等。这些病因导致脾虚湿盛，脾失健运，大、小肠传化失常，升降失调，清浊不分，而成泄泻。我们常常会遇到吃坏了东西拉肚子、着凉了拉肚子、水土不服拉肚子、喝牛奶拉肚子，还有女性经前拉肚子等，这些情况在家里可以使用外治法改善腹泻带来的不适。但如果腹泻剧烈伴有发热、脓血便、黏液便等或反复腹泻时间长的患者，一定要前往医院就诊，查明原因。肿瘤、食物中毒等引起的腹泻不在本章范畴。

二、巧用点穴拨筋，帮你化解腹泻困境

中医外治法的使用也需要辨证，但很多刚刚接触中医的读者，不一定能很好地掌握辨证的思路，针对着这种情况，本章列举了针对腹泻的外治法基本方，就是说腹泻不管是哪一个证型，都可以使用这一外治法。

1. **处理**　点穴拨筋。

2. **取穴**　合谷、曲池、天枢、足三里、上巨虚、下巨虚。

3. **简易定位**

合谷：拇、示指张开，使虎口拉紧，另一手的拇指关节横纹压在虎口上，拇指关节向前弯曲压在对侧的拇、示指指蹼上，拇指尖所指处。

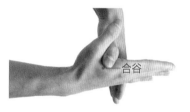

合谷

曲池：仰掌，微屈肘，肘横纹头与肘关节桡侧的高骨（肱骨外上髁）连线的中点。

天枢：脐中水平旁外三横指（两寸）。

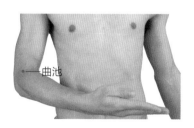

曲池

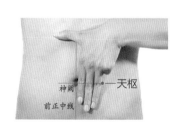

天枢

足三里：坐位屈膝，先确定犊鼻的位置，自犊鼻直下四横指，按压有酸胀感处为此穴。

上巨虚：外膝眼（犊鼻）向下直量二次四横指处，当胫、腓骨之间。

下巨虚：外膝眼（犊鼻）向下直量三次四横指处，当胫、腓骨之间。

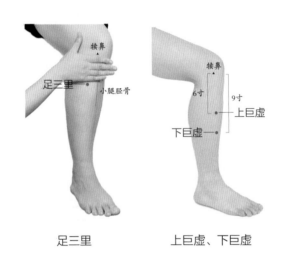

足三里　　　　　　　上巨虚、下巨虚

4. 操作方法

（1）用大拇指或示指指腹依次抵在上述穴位皮肤上。

（2）指腹不离开皮肤通过按压、旋转、上下左右推动的方法，看看是否能找到明显疼痛的条索状或粟粒状的筋结点。

（3）利用点穴拨筋棒的平头端固定在筋结点上，用拨离的手法上下左右拨离 30~50 次。

（4）因点穴拨筋棒质硬，拨筋会比较痛，对消瘦、年纪偏大或痛阈较低的人，可能不耐受疼痛，或没有找到明显筋结点可改用手指指腹依次揉按上述穴位，每个穴位 30~50 下即可。

三、不同原因引起的腹泻该如何鉴别、针对解决？

有些人经常会问我，腹泻能不能艾灸、能不能拔罐、能不能刮痧等，大家可以通过以下自我辨识要点初步判断自己腹泻的证型，在使用基本方的同时进一步使用对应腹泻类型的治疗方案。

（一）外感风寒型腹泻

1. 受凉后腹泻，警惕外感风寒型腹泻

如果有进食冷饮、生冷食品后出现腹泻，或有受凉病史，如淋雨、游泳、空调过低等，出现鼻塞、咳痰或呕吐的，这种情况可辨识为外感风寒型腹泻，舌是淡红的。

2. 外感风寒型腹泻，试下这个方案

（1）处理：艾灸。

（2）取穴：中脘、神阙、关元、天枢。

（3）简易定位

中脘：脐中央与胸骨体下缘两点连线之中央（脐上四寸）。

神阙：肚脐中央即是本穴。

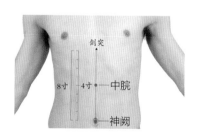

中脘、神阙

关元：脐中直下四横指（三寸）处。

天枢：脐中水平旁外三横指（两寸）。

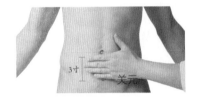

关元

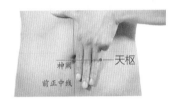

天枢

（4）操作方法

1）中脘、神阙、关元、天枢为腹部相邻的穴位。家里常备一个可以同时插几根艾条的艾灸箱，治疗的时候平躺着，让家人帮忙把艾灸箱放到腹部上述穴位即可。

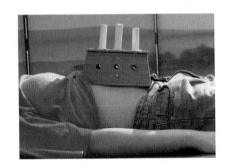

腹部艾灸

2）灸15~20分钟，可根据腹泻情况适当延长艾灸时间。

3）如果家里不是很通风，使用艾灸会产生很大烟，或者老年人不宜艾灸，可以用粗盐250g加热，用毛巾包裹，烫煨上述穴位即可。

（5）注意事项

1）艾灸注意保暖，不要在空调房或大风口施灸，适当保持空气流通。

2）艾灸过程中，部分患者会出现明显的局部反应，如发麻、排风、排寒、发痒，属于正常现象，不需特殊处理；出现局部有水汽，及时用干毛巾擦拭；出现局部刺痛的感觉，触摸肤温并不高，这种情况保证艾灸的安全距离，可继续艾灸。

3）艾灸后，出现小的水疱一般不用处理，3~5天可以自行吸收；大的水疱需要在医生指导下处理，以免感染。

4）血糖偏高、有感觉障碍的患者慎灸，以免烫伤感染。

5）小孩不配合艾灸，及血糖偏高、感觉障碍不宜艾灸的患者，可以用粗盐250g加热，用毛巾包裹，烫煨上述穴位即可。

（二）脾胃虚寒型腹泻

1. 哪些伴随症状说明你是脾胃虚寒型腹泻？

如果平素体质差、疲倦乏力、手足冰冷、只能喝热的东西、一吃寒凉就会拉肚子，面色萎黄或淡白、讲话不够气即可辨识为脾胃虚寒型腹泻。这类患者老觉得腹部凉凉的，抚摸腹部肤温也是偏低，舌是淡红，苔薄白的。

2. 艾灸好这些穴位，帮你驱寒止泻

（1）处理：艾灸。

（2）取穴：中脘、神阙、关元、天枢、足三里、阴陵泉。

（3）简易定位

足三里：坐位屈膝，先确定犊鼻的位置，自犊鼻直下四横指，按压有酸胀感处为此穴。

阴陵泉：用拇指沿小腿内侧骨内缘（胫骨内侧）由下往上推，至拇指抵膝关节下时，胫骨向内上弯曲之凹陷处。

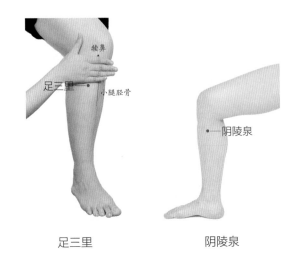

足三里　　　　　　　　　　阴陵泉

其余穴位见外感风寒型腹泻取穴。

（4）操作方法：足三里、阴陵泉可用手持点燃的艾条进行艾灸，也可以用相应的固定架子固定艾条，距离皮肤 3～4cm，以被灸者的温感作为标准，感觉适宜即可；其余穴位的操作方法与注意事项参考外感风寒型腹泻。

（三）胃肠湿热型腹泻

1. 出现哪些症状表明你是胃肠湿热型腹泻？

常见于平时喜欢进食煎炸、辛辣的食物，但一进食辛辣容易腹泻，大便腐臭、口气重、脸部油脂或痤疮多、口渴的，观察舌面不干净，很腻或有厚偏黄的舌苔，有上述症状可辨别为胃肠湿热型腹泻。

2. 胃肠湿热型腹泻，赶紧试试这些方案

（1）处理：拔罐。

（2）取穴：胃俞、三焦俞、大肠俞、天枢、大横。

（3）简易定位

胃俞：与肚脐中相对应处即为第二腰椎，由第二腰椎往上摸二个椎体，即为第十二胸椎，由其棘突下旁开示、中二横指（约一寸半）处。

三焦俞：与肚脐中相对应处即为第二腰椎，由第二腰椎往上摸一个椎体，即为第一腰椎，由其棘突下旁开示、中二横指（约一寸半）处。

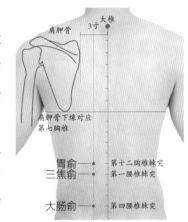

大肠俞、三焦俞、胃俞

大肠俞：髂嵴最高点之联线与脊柱之交点即为第四腰椎棘突下，由此旁开二横指（示、中指）处。

天枢：脐中水平旁外三横指（两寸）。

大横：乳头向下作与前正中线的平行线，再由脐中央作一水平线，两线交点处。

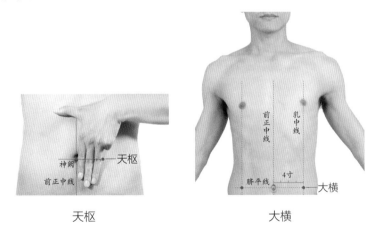

天枢　　　　　　　　　　　大横

（4）操作方法

1）因上述穴位有背部穴位，也有腹部穴位，两组穴位可交替进行；采用俯卧位或者平卧位。

2）依次在上面穴位定罐。

3）用真空抽气枪抽气固定，吸力以患者耐受度为主。

4）留罐时间：10～15分钟。

5）留罐过程中，注意观察皮肤颜色变化或有无水疱。

（5）注意事项

1）拔罐期间注意保暖。

2）拔罐后建议6小时后才洗澡，不宜洗冷水澡。

3）拔罐时间控制在10～15分钟。但腹部一般耐受度降低，可根据耐受度适当缩短时间。

4）拔罐出现水疱，小的水疱一般不用处理，2～3天可自行吸收；大的水疱需要在医生指导下处理，以免感染。

5）凝血功能障碍、患有出血性疾病（如血友病、血小板减少、再生障碍性贫血等）的患者不适合使用拔罐。

6）血糖控制欠佳的患者不宜拔罐，如因病情需要拔罐时间不宜超过10分钟。

7）支气管扩张、肺气肿患者背部及胸前不宜拔罐。

8）孕妇不建议拔罐。

9）皮肤干燥，气罐没办法固定的可以在皮肤上外涂一层万花油。

（四）气滞血瘀型腹泻

1. 气滞血瘀型腹泻的特点

腹泻病情反复、病程长，做了很多检查都没有提示具体的器质性病变，这类患者多伴有腹部隐隐作痛，腹胀嗳气，平时总是担心自己得了什么疾病，提不起精神、容易生闷气，脸色晦暗、嘴唇偏暗，再观察舌底的络脉迂曲，可辨识为气滞血瘀型腹泻。

2. 神阙隔盐灸，帮你改善气滞血瘀型腹泻

（1）处理：隔盐灸。

（2）取穴：神阙。

（3）简易定位

神阙：肚脐中央即是本穴。

（4）操作方法

1）确定脐部皮肤完好，无脐疝、无溃疡、无湿疹、无化脓等。

2）取仰卧位，暴露脐部。

3）取纯净干燥的细盐适量，可炒至温热，放入脐中，使与脐平。

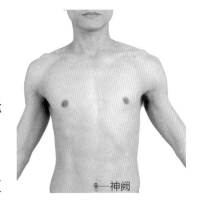

神阙

4）如患者脐部凹陷不明显者，可预先弄一大小适中可以围肚脐一周的湿面圈，再填入食盐。

5）再把大小适中的艾炷放在盐上。

6）点燃艾炷，至患者稍感烫热，即更换艾炷。

7）一般灸 3～9 壮，但对急性病证则可多灸，不拘壮数。

（5）注意事项

1）施灸时要求患者保持原有体位，呼吸匀称。

2）艾灸过程，穴区觉烫时，应及时取下艾炷，以免烫伤，对小儿患者，更应该格外注意。

3）万一脐部灼伤，要涂以龙胆紫，并用消毒敷料覆盖固定，以免感染。

四、李医生温馨提醒

1. 一般普通情况的拉肚子，次数不超过 3 次，经上述对症处理后均可得到有效改善。

2. 但吃了坏东西，上吐下泻、腹泻水样便次数多，伴发热，多为细菌感染，不能自行服用止泻药和服用抗生素，要及时到医院诊治，以免引起脱水休克。

3. 另外，腹泻有急性腹泻和慢性腹泻，如腹泻反复出现，超过两个月以上，或伴有黏液便及黑便，一定要及早到医院行血常规、肠镜等相关检查查明腹泻原因，再对症治疗。

4. 针对三岁以内婴幼儿的腹泻，多考虑外感风寒，家长可以在自己掌心放点食用油，两手反复摩擦至发烫，然后迅速捂在孩子肚脐上，反复做 5~10 次，对婴幼儿外感寒邪的腹泻有很大的帮助。

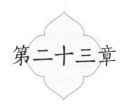

第二十三章

便秘

一、出现哪些症状说明你遭受便秘困扰？

正常人每日排便1~2次或1~2日排便1次，便秘患者每周排便少于3次，并且排便费力，粪质硬结、量少。便秘是老年人常见症状，约1/3的老年人会出现便秘，影响老年人的生活质量。随着生活节奏、工作压力增大，越来越多的年轻人也出现便秘的症状。引起便秘的原因：①器质性病变；②全身性的疾病如甲状腺功能减退、糖尿病等；③药物引起如抗焦虑药物、帕金森药物等；④功能性便秘，由于胃肠道的动力差，敏感应差等。

中医认为便秘是痰湿瘀热蕴结、腑气不通或脾肾亏虚、津液不足等引起。针对便秘的症状，大家可以使用以下外治法进行干预。但长期便秘的患者，首先要到医院就诊排除器质性病变或全身性疾病引起的便秘。肠道肿瘤、脑部病变引起的便秘不在本章范畴。

二、巧用基础方，快速缓解便秘

中医外治法的使用也需要辨证，但很多刚刚接触中医的患者，不一定能很好地掌握辨证的思路，针对这种情况，本章列举了针对便秘的外治法基本方。不管是哪一个证型，都可以使用这一外治法。

1. **处理**　点穴拨筋。

2. **取穴**　合谷、支沟、天枢、关元、上巨虚、下巨虚。

3. **简易定位**

合谷：拇、示指张开，使虎口拉紧，另一手的拇指关节横纹压在虎口上，拇指关节向前弯曲压在对侧的拇、示指指蹼上，拇指尖所指处。

支沟：腕背横纹上三寸，桡骨与尺骨之间。

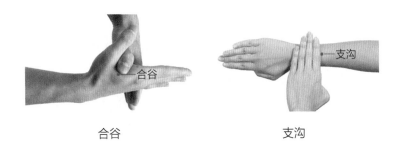

合谷　　　　　　　　　　　支沟

天枢：脐中水平旁外三横指（两寸）。

关元：脐中直下四横指（三寸）处。

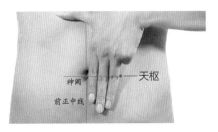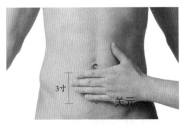

天枢　　　　　　　　　　　关元

上巨虚：外膝眼（犊鼻）向下直量二次四横指处，当胫、腓骨之间。

下巨虚：外膝眼（犊鼻）向下直量三次四横指处，当胫、腓骨之间。

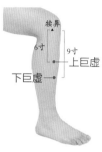

上巨虚、下巨虚

4. 操作方法

（1）用大拇指或示指指腹依次抵在上述穴位皮肤上。

（2）指腹不离开皮肤，通过按压、旋转、上下左右推动的方法，看看是否能找到明显疼痛的条索状或粟粒状的筋结点。

（3）利用点穴拨筋棒的平头端固定在筋结点上，用拨离的手法上下左右拨离 30～50 次。

（4）因点穴拨筋棒质硬，拨筋会比较痛，对消瘦、年纪偏大或痛阈较低的人，可能不耐受疼痛，或没有找到明显筋结点可改用手指指腹依次揉按上述穴位，每个穴位 30～50 下即可。

三、不同类型的便秘该如何鉴别、针对性解决？

有些人会问我能不能艾灸、能不能拔罐、能不能刮痧等，大家可以通过以下自我辨识要点初步判断自己便秘的证型，在使用基本方的同时可进一步使用对应便秘类型的治疗方案。

（一）肾阳亏虚型便秘

1. 哪些症状表明你是肾阳亏虚型便秘？

如果平素体质差、手足冰冷、怕冷、疲倦乏力、小便清长，只能喝热的东西，特别是发生在老年人或产后的人，粪质不硬，有便意却便不出的症状，即可辨识为肾阳亏虚型便秘。这类患者腹部肤温低，舌淡红，苔薄白。

2. 艾好这些穴位，帮你补肾阳缓解便秘

（1）处理：艾灸。

（2）取穴：神阙、中脘、关元、天枢、足三里。

（3）简易定位

神阙：肚脐中央即是本穴。

中脘：脐中央与胸骨体下缘两点连线之中央（脐上四寸）。

关元：脐中直下四横指（三寸）处。

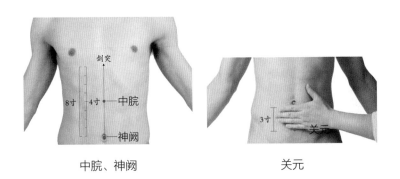

中脘、神阙　　　　　　　　　关元

天枢：脐中水平旁外三横指（两寸）。

足三里：坐位屈膝，先确定犊鼻的位置，自犊鼻直下四横指，按压有酸胀感处为此穴。

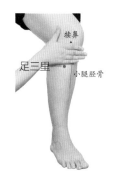

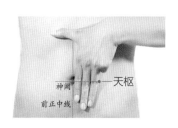

天枢

足三里

（4）操作方法

1）中脘、神阙、关元、天枢为腹部相邻的穴位。家里常备一个可以同时插几根艾条艾灸箱，治疗的时候平躺着，让家人帮忙把艾灸箱放到腹部上述穴位即可。

2）足三里可用手持点燃的艾条进行艾灸，也可以用相应的固定架

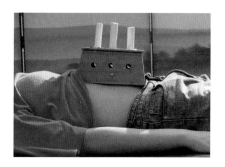

腹部艾灸

子固定艾条，距离皮肤 3~4cm，以被灸者的温感作为标准，感觉适宜即可。

3）灸 15~20 分钟，微微出汗为宜。

4）如果家里不是很通风，使用艾灸会产生很大烟，或者老年人不宜艾灸，可以用粗盐 250g 加热，用毛巾包裹，烫煨上面穴位即可。

（5）注意事项

1）艾灸注意保暖，不要在空调房或大风口施灸，适当保持空气流通。

2）艾灸过程中，部分患者会出现明显的局部反应，如发麻、排风、排寒、发痒，属于正常现象，不需特殊处理；出现局部有水汽，及时用干毛巾擦拭；出现局部刺痛的感觉，触摸肤温并不高，这种情况保证艾

灸的安全距离，可继续艾灸。

3）艾灸后，出现小的水疱一般不用处理，3~5天可以自行吸收；大的水疱需要在医生指导下处理，以免感染。

4）血糖偏高、有感觉障碍的患者慎灸，以免烫伤感染。

5）小孩不配合艾灸或血糖偏高、感觉障碍不宜艾灸的患者，可以用粗盐250g加热，用毛巾包裹，烫煨上面穴位即可。

（二）湿热蕴结型便秘

1. 出现哪些伴随症状，提示你是湿热蕴结型便秘？

常见于平时喜欢进食煎炸、辛辣的食物，大便秘结、干硬、腐臭、口气重、口渴，腹胀，伸舌照镜子观察舌面不干净，很腻或很厚偏黄的舌苔，有上述症状可辨别为脾胃积热型便秘。

2. 学会这些方法，帮你缓解湿热型便秘

处理方法一：膀胱经拔罐。

（1）简易定位

在人体后背正中脊椎骨旁开约两横指（示、中指）（一寸半）及旁开约四横指（三寸）的位置，左、右各两个区域，就是膀胱经在背部的主要区域。

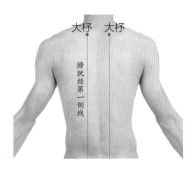

膀胱经背段

（2）操作方法

1）患者采用俯卧位，充分暴露操作部位。

2）从双侧大杼（坐位低头，项后上背部脊柱最上方突起之椎骨，往下推一个椎骨即为第一胸椎，由此椎棘突下旁开两横

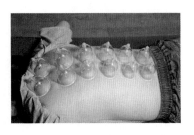

膀胱经拔罐

指（示、中指）处开始定罐，依次往下排列，左右各一，一共排 10 个到 12 个罐。

3）用真空抽气枪抽气固定，吸力以患者耐受度为主。

4）留罐时间：10～15 分钟。

5）留罐过程中，注意观察皮肤颜色变化或有无水疱。

（3）注意事项

1）拔罐期间注意保暖。

2）拔罐后建议 6 小时后才洗澡，不宜洗冷水澡。

3）拔罐时间控制在 10～15 分钟。

4）若拔罐出现水疱，小的水疱一般不用处理，2～3 天可自行吸收；大的水疱需要在医生指导下处理，以免感染。

5）凝血功能障碍、患有出血性疾病（如血友病、血小板减少、再生障碍性贫血等）的患者不适合使用拔罐。

6）血糖控制欠佳的患者不宜拔罐，如因病情需要拔罐时间不宜超过 10 分钟。

7）支气管扩张、肺气肿患者背部及胸前不宜拔罐。

8）孕妇不建议拔罐。

9）六岁以内小孩的皮肤比较稚嫩，不配合拔罐的，可使用复方薄荷软膏，用大拇指、中指提捏脊柱两旁，以使局部皮肤潮红，也可对湿热型便秘有一定的帮助。

处理方法二：小腿胃经、脾经循行区域刮痧。

（1）简易定位：小腿前侧足三里至足背内庭为胃经循行区域；小腿内侧阴陵泉到足内侧隐白为脾经循行区域。

足三里：坐位屈膝，先确定犊鼻的位置，自犊鼻直下四横指，按压有酸胀感处为此穴。

内庭：足背，第二、三趾缝纹端正中后上 5 分（约半横指）在第

二、三跖趾关节前凹陷中。

阴陵泉：坐位，用拇指沿小腿内侧骨内缘（胫骨内侧）由下往上推，至拇指抵膝关节下时，胫骨向内上弯曲之凹陷处。

隐白：足蹈趾内侧，由蹈趾趾甲内侧缘与下缘作一垂直线之交点。

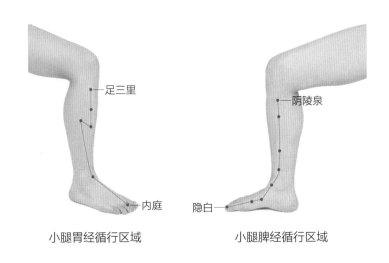

小腿胃经循行区域　　　　　　　小腿脾经循行区域

（2）操作方法

1）在皮肤上均匀涂上刮痧油、万花油、润滑油等介质。

2）手握刮痧板，先以轻、慢、柔手法为主，从足三里刮向内庭，从阴陵泉刮向隐白。

3）患者适应后，手法逐渐加重、加快，以患者能耐受为度。

4）遇皮下结节或疼痛点时重点刮拭，以出痧为度。

（3）注意事项

1）刮拭前仔细检查刮痧工具，以免刮伤皮肤。

2）刮痧过程要避免风寒之邪侵袭，空调、风扇等不宜直吹刮痧部位。

3）刮痧后不宜立刻洗澡，建议6小时后再洗温水澡。

4）刮痧后1~2天局部出现轻微疼痛、痒感等属正常现象，无需特殊处理。

5）不要在过饥、过饱、过度疲劳及紧张的情况下刮痧治疗。

6）血糖控制欠佳，或有重症贫血、血小板减少及有凝血功能障碍者不适宜刮痧。

7）孕妇不建议刮痧。

（三）肝气郁结型便秘

1. 便秘与情绪、压力有关？小心你是肝气郁结型便秘

老是觉得闷闷不乐、提不起精神、想法消极、特别敏感，不爱运动，容易生闷气，心情不愉快，便秘，或大便质不硬、量少，腹胀、嗳气频频。这种情况可辨识为肝气郁结型便秘。这类患者多是工作、学习压力大，缺乏运动、睡眠等引起。

2. 巧用点穴拨筋，帮你疏肝解郁缓解便秘

（1）处理：点穴拨筋。

（2）取穴：太冲、孔最、肩井。

（3）简易定位

太冲：足背，由第一、二趾间缝纹头向足背上推，至其两骨联合前缘凹陷中处。

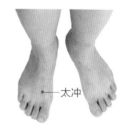

太冲

孔最：先取掌后第一腕横纹及肘横纹之间的中点，由中点向上量一横指（一寸），平该点水平线，摸前臂外侧骨头的内缘（桡骨尺侧），即是本穴。

肩井：坐位低头，项后上背部脊柱最上方突起之椎骨（第七颈椎），其下缘凹陷处为大椎，大椎与肩峰最高点连线之中点。

（4）操作方法参考基本方案。

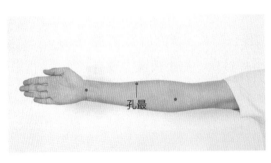
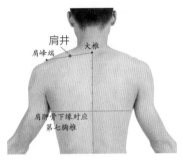

孔最　　　　　　　　　　　　　　　肩井

（四）津液亏虚型便秘

1. 出现这些伴随症状，小心你是津液亏虚型便秘！

如果你比较消瘦、总觉得口干口渴，但喝水多了胃脘部就不舒服，大便羊咩屎，量少，并容易口腔溃疡，梦多，手心热，舌尖红。

2. 津液亏虚型便秘，试下这个外治法

（1）处理：点穴拨筋。

（2）取穴：照海、涌泉、三阴交。

（3）简易定位

照海：坐位，由内踝尖往下推，至其下缘凹陷处。

涌泉：仰卧或俯卧位，五个足趾屈曲，屈足掌，当足底掌心前面（约足底中线前 1/3 处）正中之凹陷处。

三阴交：手四指并拢，小指下边缘紧靠内踝尖上，示指上缘所在水平线在胫骨后缘的交点。

（4）操作方法见基础方。

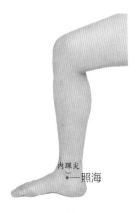

照海

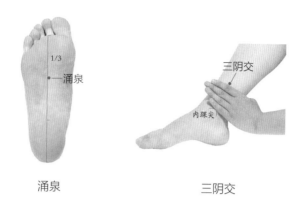

涌泉　　　　　　　　　三阴交

四、李医生温馨提醒

1. 上述 4 种证型的便秘是临床常见的类型，大家根据自己的伴随症状可在常规取穴的基础上加减，均对便秘有一定的改善和预防作用。

2. 需要提醒大家的是长期便秘一定要足够重视。它是很多疾病如恶性肿瘤、息肉的重要诱发因素，特别伴有反复腹痛、黑便等症状，一定要到医院就诊检查，明确病因，以免耽误病情。

3. 长期便秘的患者，经医院确诊没有器质性病变的患者，需要配合生活方式改善，如使用蹲便、养成排便生物钟、摄入体积足够的膳食纤维、增强体能、放松心情、多喝水、多运动等才能更有效纠正便秘症状。

4. 有冠心病、高血压等病史的老年人，不宜过分用力排便，可借助开塞露等外用药。老年人过分用力排便时，可导致冠状动脉和脑血流的改变诱发心绞痛、心肌梗死、脑血管意外等疾病。

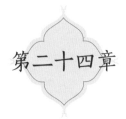

第二十四章

呕吐

一、呕吐都有哪些症状?

呕吐是一个临床症状，可以出现于多种疾病之中，如西医学的胃肠型感冒、急性胃炎、幽门梗阻、急性胰腺炎、急性胆囊炎、尿毒症、颅脑疾病等。

中医认为呕吐是由于感受外邪、饮食不洁或素体脾胃虚寒、积热、肝气郁结等引起，感冒、胃肠炎等引起的呕吐，使用以下外治法可以有效改善呕吐带来的不适。呕吐不止并伴有以下症状的患者一定要及时前往医院诊治，以免延误病情。若呕吐不止，伴有腹胀、矢气减少或无大便，要排除有无肠梗阻；若面色萎黄，呕吐不止，伴有尿少，浮肿，要排除肾衰竭、尿毒症所致呕吐；若剧烈呕吐，呈喷射状，不能排除颅脑病变；育龄期妇女，如呕吐伴月经推迟应化验小便，查妊娠试验。肠梗阻、肾衰竭、尿毒症、颅脑病变、妊娠等引起的呕吐不在本章范畴。

二、巧用基础方，缓解呕吐尴尬

中医外治法的使用也需要辨证，但很多刚刚接触中医的读者，不一定能很好地掌握辨证的思路。针对这种情况，本章列举了针对呕吐的外治法基本方，不管是哪一个证型，都可以使用这一外治法。

处理方法：点穴拨筋。

1. 取穴　合谷、内关、公孙、足三里。

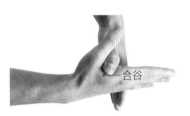

合谷

2. 简易定位

合谷：拇、示指张开，使虎口拉紧，另一手的拇指关节横纹压在虎口上，拇指关节向前弯曲压在对侧的拇、示指指蹼上，拇指尖所指处。

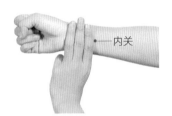

内关

内关：仰掌，微屈腕关节，从腕横纹上三指（二寸），当两条大筋之间。

公孙：由足蹈趾内侧后有一关节（第一跖趾关节）往后用手推有一弓形骨，弓形骨后端下缘凹陷处（第一跖骨基底内侧前下方）。

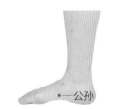

公孙

足三里：坐位屈膝，先确定犊鼻的位置，自犊鼻直下四横指，按压有酸胀感处为此穴。

3. 操作方法

（1）用大拇指或示指指腹依次抵在上述穴位皮肤上。

（2）指腹不离开皮肤通过按压、旋转、上下左右推动的方法，看看是否能找

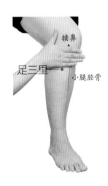

足三里

到明显疼痛的条索状或粟粒状的筋结点。

（3）利用点穴拨筋棒的平头端固定在筋结点上，用拨离的手法上下左右拨离 30～50 次。

（4）因点穴拨筋棒质硬，拨筋会比较痛，对消瘦、年纪偏大或痛阈较低的人，可能不耐受疼痛，或没有找到明显筋结点可改用手指指腹依次揉按上述穴位，每个穴位 30～50 下即可。

三、不同类型的呕吐要如何辨别、针对性解决？

有些人会问我呕吐能不能艾灸、能不能拔罐、能不能刮痧等，大家可以通过以下自我辨识要点初步判断自己呕吐的证型，在使用基本方的同时可进一步使用对应呕吐类型的治疗方案。

（一）外感风寒型呕吐

1. 外感风寒型呕吐有哪些伴随症状？

如果有进食冷饮、生冷食品后出现呕吐，或有受凉病史，如淋雨、游泳、空调过低等，出现鼻塞、咳痰等，这种情况可辨识为外感风寒型呕吐，舌是淡红的。

2. 巧用艾灸，帮你疏风散寒止呕

（1）处理：隔姜灸。

（2）取穴：中脘、梁门、下脘。

（3）简易定位

中脘：脐中央与胸骨体下缘两点连线之中央（脐上四寸）。

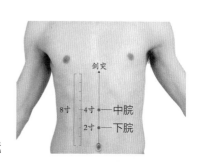

中脘、下脘

下脘：脐中央与中脘两点连线之中央（脐上两寸）。

梁门：平肚脐与胸剑联合连线之中点，任脉（前正中线）旁开三横指（两寸）处。

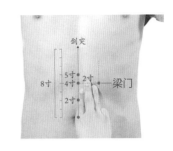

梁门

（4）操作方法

1）准备 5~10 块厚 0.2cm×0.3cm 硬币大小生姜片，穿孔数个；1cm×1cm×1cm 大小圆锥状艾炷数个。

2）把姜片分别放在上述穴位（如果姜片温度很低，直接放在皮肤上较凉，可稍稍加热再放在穴位上）。

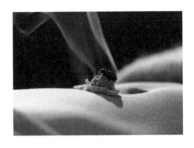

隔姜艾灸

3）把艾炷放在姜片上点燃至尽或患者耐受度为宜。

4）如果艾炷还没烧完，患者就觉得很热，需要立刻把艾炷夹开；如果完全灸完直接除掉灰烬。

5）反复艾灸 3~5 壮至皮肤潮红、皮肤红晕而不起疱为度，如果期间姜片水分明显减少、温度过高，可更换姜片继续艾灸。

（5）注意事项

1）艾灸过程中，注意姜片温度是否过热，及时更换姜片，以免烫伤。

2）隔姜灸过程中，姜片与皮肤之间出现很多水分，应及时擦掉。

3）艾灸后，出现小的水疱一般不用处理，3~5 天可以自行吸收；大的水疱需要在医生指导下处理，以免感染。

4）血糖偏高、有感觉障碍的患者慎灸，以免烫伤。

5）小孩不配合艾灸，或血糖偏高、有感觉障碍不宜艾灸的患者可以用粗盐 250g 加热，用毛巾包裹，烫熨上面穴位即可；针对婴幼儿，家长可以在自己掌心放点生油，两手反复摩擦至发烫，然后迅速捂在孩子肚脐上，反复做5~10次，对婴幼儿外感寒邪的呕吐有很大的帮助。

（二）饮食停滞型呕吐

1. 伴随哪些症状表明你是饮食停滞型呕吐？

如果平时是饿一餐饱一餐，饮食不规律，在过度进食后，出现恶心欲呕、胃脘部胀满不适，不能揉按局部，有泛酸、呕吐内容物有未消化食物的症状，可辨识为饮食停滞。这类患者平时大便黏腻，排便不爽，矢气及便后稍舒服，伸舌见舌面苔厚腻。

2. 暴饮暴食后呕吐，赶紧试试这招！

（1）处理：拔罐。

（2）取穴：脾俞、胃俞、三焦俞、大肠俞。

（3）简易定位

胃俞：与肚脐中相对应处即为第二腰椎，由第二腰椎往上摸二个椎体，即为第十二胸椎，由其棘突下旁开示、中二横指（约一寸半）处。

脾俞：与肚脐中相对应处即为第二腰椎，由第二腰椎往上摸三个椎体，即为第十一胸椎，由其棘突下旁开二横指（约一寸半）处。

三焦俞：与肚脐中相对应处即为第二腰椎，由第二腰椎往上摸一个椎体，即为第一腰椎，由其棘突下旁开示、中二横指（约一寸半）处。

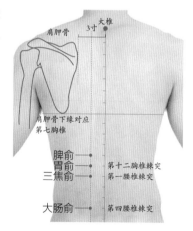

大肠俞、三焦俞、胃俞、脾俞

大肠俞：髂嵴最高点之连线与脊柱之交点即为第四腰椎棘突下，由此旁开二横指（示、中指）处。

（4）操作方法

1）采用俯卧位或者坐位。

2）依次在上面穴位定罐。

3）用真空抽气枪抽气固定，吸力以患者耐受度为主。

4）留罐时间：10～15分钟。

5）留罐过程中，注意观察皮肤颜色变化或有无水疱。

（5）注意事项

1）拔罐期间注意保暖。

2）拔罐后建议6小时后才洗澡，不宜洗冷水澡。

3）拔罐时间控制在10～15分钟。可根据呕吐缓解症状适当缩短或延长治疗时间。

4）拔罐出现水疱，小的水疱一般不用处理，2～3天可自行吸收；大的水疱需要在医生指导下处理，以免感染。

5）凝血功能障碍、患有出血性疾病（如血友病、血小板减少、再生障碍性贫血等）的患者不适合使用拔罐。

6）血糖控制欠佳的患者不宜拔罐，如因病情需要拔罐时间不宜超过10分钟。

7）支气管扩张、肺气肿患者背部及胸前不宜拔罐。

8）孕妇不建议拔罐。

9）皮肤干燥，气罐没办法固定的可以在皮肤上外涂一层万花油。

（三）肝气犯胃型呕吐

1. 一紧张、生气就呕吐？需警惕你是肝气犯胃型呕吐

老是觉得闷闷不乐、提不起精神、想法消极、特别敏感，容易生闷气，心情不愉快或生气后食则呕吐、胃脘部胀满不适、嗳气频频，这种情况可辨识为肝气犯胃型呕吐。这类患者多是工作、学习压力大，没有

办法舒缓自己或受了一些不良事件的刺激等引起，常常伴有睡眠质量下降或彻夜难眠、胃口欠佳，舌淡红，伸舌观察舌上有唾液线。

2. 肝气犯胃型呕吐？试下点穴拨筋和中指刺络放血

处理方法一：点穴拨筋。

（1）取穴：太冲、劳宫、曲泉。

（2）简易定位

太冲：足背，由第一、二趾间缝纹头向足背上推，至其两骨联合前缘凹陷中处。

劳宫：半握拳，示、中、无名及小指四指轻压掌心，当中指与无名指两指间。

曲泉：屈膝端坐，当膝内侧高骨（股骨内上髁）后缘，位于两筋前方，腘横纹头上方处。

（3）操作方法见基本方。

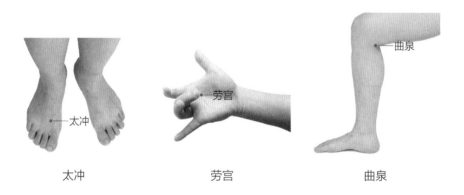

| 太冲 | 劳宫 | 曲泉 |

处理方法二：中指指腹点刺放血。

（1）操作部位：中指指腹。

（2）定位：用手在中指上轻轻拨一下，在指腹上找到回血最快的点即可。

（3）操作方法

1）首先确定中指指腹的刺血点。

2）操作者用拇指与示指，示指在下，拇指在上，固定被操作者的中指，操作者用拇指指腹用力捋动被操作者中指指腹，捋向指尖，固定片刻，观察回血最快或者明显充盈的点，即为刺血点。

3）用 75% 酒精棉片在中指指腹由内到外进行消毒，消毒 1~2 遍。

4）戴上医用手套，使用安装好的血糖笔对准中指指腹点刺。

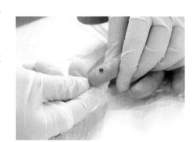

5）反复用力从下往上挤压，挤出瘀血 3~5 滴，瘀血明显时可至 8~10 滴，或血由暗红变成淡红为宜。

6）治疗后，用 75% 酒精棉片消毒，并清理血迹。

中指指腹放血

7）如果刺血处仍有出血，可用消毒棉球或纱块按压片刻。

8）放血后，半小时之内不要洗手。

（4）注意事项

1）建议大家家里常备一支血糖笔，血糖笔的点刺，操作简单、安全，大家可查看总论部分血糖笔的操作。

2）中指指腹点刺放血治疗呕吐，不重在放血，而重在调畅气机、激发经气，放血量极少，对身体无伤害，大家可放心使用。

3）不能空腹或者是暴饮暴食后进行该操作，以免发生晕血、晕针等不适。

4）如有晕血、晕针史或者血小板低下、凝血功能障碍的患者不宜使用。

（四）脾胃虚寒型呕吐

1. 脾胃虚寒型呕吐伴随症状

如果平素体质差、疲倦乏力、手足冰冷、只能喝热的东西、一吃寒凉就会呕吐或者拉肚子，面色萎黄或淡白、讲话不够气即可辨识为脾胃虚寒型呕吐。这类患者老觉得胃脘部凉凉，抚摸胃脘部肤温也是偏低，舌是淡红，苔薄白的。

2. 艾灸，帮你驱寒暖胃缓解呕吐

（1）处理：艾灸。

（2）取穴：上脘、中脘、梁门、神阙、公孙、足三里。

（3）简易定位

中脘：脐中央与胸骨体下缘两点连线之中央（脐上四寸）。

上脘：脐中央与胸骨体下缘两点连线，脐中央上五寸，即中脘上一拇指（一寸）。

梁门：平肚脐与胸剑联合连线之中点（脐上四寸），任脉（前正中线）旁开三横指（两寸）处。

神阙：肚脐中央即是本穴。

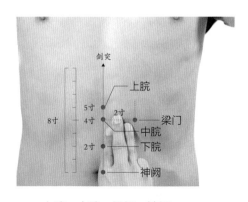

上脘、中脘、梁门、神阙

公孙：由足蹬趾内侧后有一关节（第一跖趾关节）往后用手推有一弓形骨，弓形骨后端下缘凹陷处（第一跖、骨基底内侧前下方）。

足三里：坐位屈膝，先确定犊鼻的位置，自犊鼻直下四横指，按压有酸胀感处为此穴。

（4）操作方法及注意事项见外感风寒型呕吐。

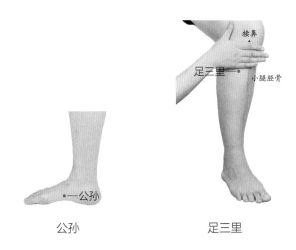

公孙　　　　　　　　足三里

四、李医生温馨提醒

1. 上述方法操作简单、安全、有效，可重复使用。但开篇已提醒，呕吐是很多疾病的伴随症状，如呕吐呈喷射状，伴剧烈头痛，不能除外颅脑病变；呕吐伴有上腹部剧烈疼痛，不能除外急性胰腺炎、胆囊炎、肠梗阻等病变；呕吐伴神昏、尿少等不能除外尿毒症等；如有这些伴随症状要及时送往医院就诊，以免延误病情。

2. 育龄期女性，突然恶心欲呕、疲倦、月经推迟，要注意排除妊娠可能，不能随意使用治疗方法或药物治疗。

3. 呕吐和进食、情绪关系密切相关，治疗期间忌食生冷、煎炸，服用温热的生姜白粥，情绪不宜过度紧张。

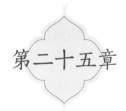

第二十五章

痛经

一、痛经都有哪些症状？

痛经指行经前后或月经期出现下腹部疼痛、坠胀，伴有腰酸或其他不适的症状。可分为原发性痛经和继发性两类，原发性痛经指生殖器官无器质性病变的痛经；继发性痛经指由盆腔器质性疾病，如子宫内膜异位症、子宫腺肌病等引起的痛经。现在很多女生都喜欢熬夜、久坐、不运动，平时嗜食生冷、辛辣，爱生闷气，相信很多都在被痛经困扰，痛经症状严重时，伴随恶心欲呕、头晕、汗出、腹泻等，严重耽误学习和工作，甚则"痛不欲生"。

中医认为痛经主要病机在于邪气内伏或精血素亏，导致胞宫的气血运行不畅，"不通则痛"，或胞宫失于濡养，"不荣则痛"，故使痛经发作。

痛经发作时，大家都知道可以使用热水袋等温通的方法减轻疼痛，但时间维持不久，仍反复疼痛。门诊经常会遇到一些年轻的女性，来就诊时捂着肚子、脸色苍白、表情痛苦过来的，给予简单的针刺或艾灸后症状即刻缓解，活蹦乱跳地离开，这样的场面经常发生。但并不是所有的人痛经都可以往医院找医生针灸止痛，在这里向大家推荐几个在家里就可以使用外治法缓解痛经的不适感。

二、教你一招学会痛经基本方

1. **处理** 点穴拨筋。

2. **取穴** 手掌根部压痛点、合谷、三阴交、太冲、承山。

3. **简易定位**

合谷：拇、示指张开，使虎口拉紧，另一手的拇指关节横纹压在虎口上，拇指关节向前弯曲压在对侧的拇、示指指蹼上，拇指尖所指处。

三阴交：手四指并拢，小指下边缘紧靠内踝尖上，示指上缘所在水平线在胫骨后缘的交点。

太冲：足背，由第一、二趾间缝纹头向足背上推，至其两骨联合前缘凹陷中处。

承山：腘横纹中央至外踝尖平齐处连线的中点。

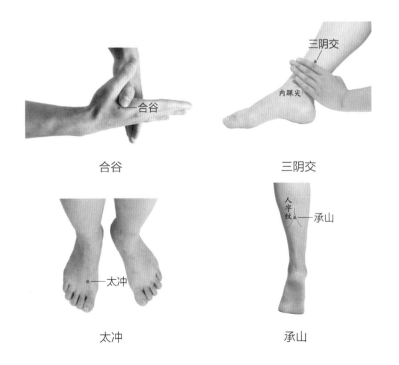

合谷

三阴交

太冲

承山

4. 操作方法

（1）用大拇指或示指指腹依次抵在上述穴位皮肤上。

（2）指腹不离开皮肤通过按压、旋转、上下左右推动的方法，看看是否能找到明显疼痛的条索状或粟粒状的筋结点。

（3）利用点穴拨筋棒的平头端固定在筋结点上，用拨离的手法上下左右拨离 30～50 次。

（4）因点穴拨筋棒质硬，拨筋会比较痛，对消瘦、年纪偏大或痛阈较低的人，可能不耐受疼痛，或没有找到明显筋结点可改用手指指腹依次揉按上述穴位，每个穴位 30～50 下即可。

三、不同类型引起的痛经该如何针对处理？

很多人会问我痛经能不能做艾灸、能不能做拔罐或者能不能刮痧等，大家在使用痛经基本方的同时，通过以下各证型的辨析要点，就很容易判断自己痛经的中医证型，然后采用相对应的外治方法。

（一）肝郁气滞型痛经

1. 哪些症状可以判定自己是肝郁气滞型痛经？

老是觉得闷闷不乐，提不起精神，爱叹气，注意力不集中，容易烦躁、容易生气，特别在经前乳房胀痛、心情低落，伴随这些症状的痛经可辨识为肝郁气滞型痛经。此多由于工作、生活、学习压力大，没有办法舒缓自己或受了一些不良事件的刺激等引起。

2. 两种方法，帮你摆脱肝郁气滞型痛经

处理方法一：中指指腹点刺放血。

（1）部位：中指指腹。

（2）简易定位：中指末节腹侧部分。

（3）操作方法

1）首先确定中指指腹的刺血点。

2）操作者用拇指与示指，示指在下，拇指在上，固定被操作者的中指，操作者用拇指指腹用力捋动被操作者中指指腹，捋向指尖，固定片刻，观察回血最快或者明显充血的点，即为刺血点。

3）用75%酒精棉片在中指指腹由内到外进行消毒，消毒1～2遍。

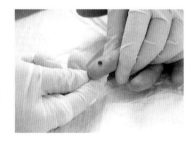

4）戴上医用手套，使用安装好的血糖笔对准中指指腹点刺。

5）反复用力从下往上挤压，挤出瘀血3～5滴，瘀血明显时可至8～10滴，或血由暗红变成淡红为宜。

中指指腹放血

6）治疗后，用75%酒精棉片消毒，并清理血迹。

7）如果刺血处仍有出血，可用消毒棉球或纱块按压片刻。

8）放血后，半小时之内不要洗手。

（4）注意事项

1）中指指腹点刺放血，放血量极少，对身体无伤害，大家可放心使用。

2）首次使用不宜过度紧张，可选择坐位或平卧位，避免晕血、晕针。

3）不能空腹进行该操作，以免发生晕血、晕针等不适。

4）如有晕血、晕针史或者血小板低下、凝血功能障碍的患者不宜使用。

处理方法二：点穴拨筋。

（1）取穴：太冲、足临泣、合谷、中渚。

（2）简易定位

太冲：足背，由第一、二趾间缝纹头向足背上推，至其两骨联合前缘凹陷中处。

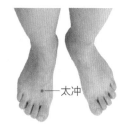

太冲

足临泣：位于足背外侧，当足4趾本节（第4趾关节）的后方，小趾伸肌腱的外侧凹陷处。

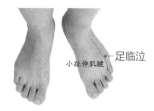

足临泣

合谷：拇、示指张开，使虎口拉紧，另一手的拇指关节横纹压在虎口上，拇指关节向前弯压在对侧的拇、示指指蹼上，拇指尖所指处。

中渚：握拳俯掌，在手背第四、五掌骨头之间掌指关节后方凹陷处。

（3）操作方法详见基本处理方法（教你一招学会痛经基本方）。

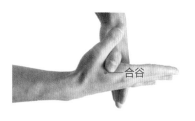

合谷

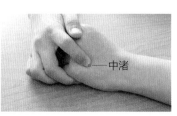

中渚

（二）寒凝血瘀型痛经

1. 寒凝血瘀型痛经有哪些伴随症状？

平时体质虚寒，怕冷，手足不温，少腹冰凉，经血量少，瘀块明显，少腹疼痛拒按，用热水袋或者照红外线灯疼痛可以稍缓解，嘴唇色暗，伸舌看舌苔是薄白的，舌底络脉是迂曲的，可辨识为寒凝血瘀型痛经。

2. 艾走寒气，活血化瘀缓解痛经

（1）处理：艾灸。

（2）取穴：神阙、气海、关元、中极、归来。

（3）简易定位

神阙：肚脐中央即是本穴。

气海：肚脐直下两横指（约一寸半）处。

关元：脐中直下四横指（三寸）处。

中极：仰卧，前正中线延长至下腹部之耻骨联合处，由耻骨联合上一横指处。

归来：前正中线上，耻骨联合上缘一横指，中极穴旁外两横指处。

（4）操作方法

1）因上述穴位都是腹部穴位，家里常备一个可以同时插几根艾条的艾灸箱，治疗的时候平躺着，让家人帮忙把艾灸箱放到腹部即可。

2）每个部位灸 15～20 分钟，可根

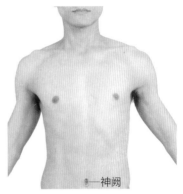

神阙

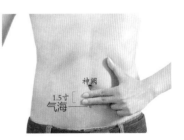

气海

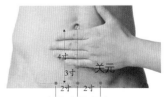

关元、中极、归来

据少腹疼痛缓解程度适当延长艾灸时间。

3）如果家里不是很通风，使用艾灸会产生很大烟，可以用粗盐250g加热，用毛巾包裹，烫煨上面穴位即可。

（5）注意事项

1）艾灸注意保暖，不要在空调房或大风口施灸，适当保持空气流通。

2）艾灸后可适当喝热的生姜水或艾叶茶，以助汗出。

3）艾灸过程中，部分患者会出现明显的局部反应，如发麻、排风、排寒、发痒，属于正常现象，不需特殊处理；出现局部有水汽，及时用干毛巾擦拭；出现局部刺痛的感觉，触摸肤温并不高，这种情况保证艾灸的安全距离，可继续艾灸。

4）艾灸后，出现小的水疱一般不用处理，3~5天可以自行吸收；大的水疱需要在医生指导下处理，以免感染。

5）血糖偏高、有感觉障碍的患者慎灸，以免烫伤感染。

（三）湿热蕴结型痛经

1. 湿热蕴结型痛经有哪些伴随症状？

常见于平时喜欢进食煎炸、辛辣的食物，大便秘结或黏腻，口气重、口渴，小便黄，带下量多，色黄有异味，伸舌照镜子观察舌面不干净，很腻或很厚偏黄的舌苔，有上述症状可辨别为湿热蕴结型痛经。

2. 巧用膀胱经拔罐，祛湿解热

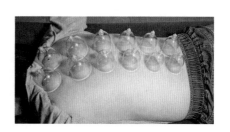

（1）处理：拔罐。

（2）部位：膀胱经背段。

（3）简易定位

膀胱经背段：在人体后背正中脊

膀胱经拔罐

椎骨旁开约两横指（示、中指）（一寸半）及旁开约四横指（三寸）的位置，左右各两个区域，就是膀胱经在背部的主要区域。

（4）操作方法

1）患者采用俯卧位，充分暴露操作部位。

2）从双侧大杼（坐位低头，项后上背部脊柱最上方突起之椎骨，往下推一个椎骨即为第一胸椎，由此椎棘突下旁开两横指（示、中指）处开始定罐，依次往下排列，左右各一，一共排 10 个到 12 个罐。

3）用真空抽气枪抽气固定，吸力以患者耐受度为主。

4）留罐时间：10~15 分钟。

5）留罐过程中，注意观察皮肤颜色变化或有无水疱。

（5）注意事项

1）拔罐期间注意保暖。

2）拔罐后建议 6 小时后才洗澡，不宜洗冷水澡。

3）拔罐时间控制在 10~15 分钟。

4）拔罐出现水疱，小的水疱一般不用处理，2~3 天可自行吸收；大的水疱需要在医生指导下处理，以免感染。

5）凝血功能障碍、患有出血性疾病（如血友病、血小板减少、再生障碍性贫血等）的患者不适合使用拔罐。

6）血糖控制欠佳的患者不宜拔罐，如因病情需要拔罐时间不宜超过 10 分钟。

7）支气管扩张、肺气肿患者背部及胸前不宜拔罐。

（四）心脾两虚型痛经

1. 心脾两虚型痛经有哪些特点？

平素体质较差，疲倦，少气不想说话，面色萎黄或淡白，老觉得心慌慌不踏实，甚则有心悸、健忘、精神不集中、脱发等症状，经量少、色淡质稀即可辨识为心脾两虚型痛经。有些人伴有大便稀烂、容易拉肚子，睡眠欠佳等。

2. 艾一艾，解决心脾两虚型痛经困扰

（1）处理：艾灸。

（2）取穴：中脘、下脘、气海、关元、神阙、足三里、涌泉。

（3）简易定位

中脘：脐中央与胸骨体下缘两点连线之中央（脐上四寸）。

下脘：脐中央与中脘两点连线之中央（脐上两寸）。

神阙：肚脐中央即是本穴。

气海：肚脐直下两横指（约一寸半）处。

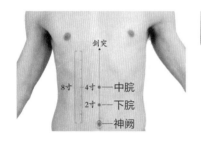
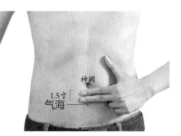

中脘、下脘、神阙　　　　　　　气海

关元：脐中直下四横指（三寸）处。

足三里：坐位屈膝，先确定犊鼻的位置，自犊鼻直下四横指，按压有酸胀感处为此穴。

涌泉：仰卧或俯卧位，五个足趾屈曲，屈足掌，当足底掌心前面（约足底中线前 1/3 处）正中之凹陷处。

（4）操作方法：艾灸操作方法及注意事项参考寒凝血瘀。

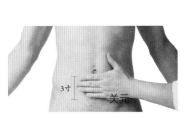
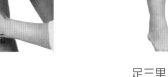
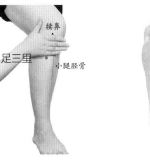
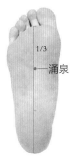

| 关元 | 足三里 | 涌泉 |

四、李医生温馨提醒

1. 原发性痛经经过上述处理后均可得到改善，有些人不能正确判断自己的证型时，直接使用常规处理即可有效。

2. 继发性痛经如子宫内膜异位症、子宫腺肌病等，疼痛程度明显，证型复杂，患者往往需服用止痛药。还有一种特殊的情况就是宫外孕引起的腹痛伴随阴道出血，有时候会误以为是痛经。这些疾病引起的腹痛，往往疼痛难以忍受，伴有汗出、脸色苍白、痛苦表情、恶心欲呕等症状，这些情况需尽快前往医院就诊，切勿延误病情。

3. 除了掌握治疗痛经常用外治法，还要积极防治痛经的发生。
（1）经期保暖，避免受寒及经期感冒。
（2）经期禁食冷饮及寒凉食物，经期禁游泳、盆浴、冷水浴。
（3）调畅情志，保持精神舒畅，消除恐惧心理。
（4）多做有氧运动、弯腰、放松等动作松弛肌肉及神经，增强体质均有助改善经痛。

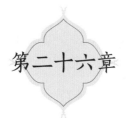

第二十六章

牙痛

一、牙痛都有哪些具体表现？

牙痛大多由牙龈炎和牙周炎、龋齿（蛀牙）或折裂牙而导致牙髓（牙神经）感染所引起的。牙痛在生活中很普遍，俗话说"牙疼不算病，疼起来真要命"，听起来似乎有点夸张，但有过牙疼的人都知道那种滋味。

引起牙痛的原因很多，是由于不注意口腔卫生，牙齿受到牙齿周围食物残渣、细菌等物结成的软质的牙垢和硬质的牙石所致的长期刺激，及不正确的刷牙习惯，维生素缺乏等原因所造成。

中医认为"齿为骨之余""肾主骨"，属足少阴肾经、足阳明胃经之经脉络于龈中、上齿，手阳明大肠经之脉入于下齿，故本病与肾、胃、大肠等脏腑关系密切。从整体观念出发，往往与外邪侵袭、炎症、肝肾功能失调与不重视自我保健虫蚀牙齿有关。

我们能有什么办法帮自己或者家人减轻牙痛带来的痛苦呢？现向大家推荐以下外治法，可有效地缓解疼痛。

二、两个方法，帮你远离牙痛困扰

（一）点穴拨筋

1. 取穴

（1）完骨、颊车、下关。

（2）合谷、内庭。

2. 简易定位

完骨：在耳垂后的骨尖儿后下缘凹陷处。

颊车：由下颌角向前上方摸有一凹陷，用手掐切有酸胀感，上下牙咬紧时局部有一肌肉隆起处即是本穴。

下关：闭口，由耳屏向前循摸有一高骨，其下有一凹陷（若张口则该凹陷闭合突起），这一凹陷即是本穴。

合谷：拇、示指张开，使虎口拉紧，另一手的拇指关节横纹压在虎口上，拇指关节向前弯曲压在对侧的拇、示指指蹼上，拇指尖所指处。

内庭：足背，第二、三趾缝纹端正中后上5分（约半横指）在第二、三跖趾关节前凹陷中。

3. 操作方法

（1）用大拇指或示指指腹依次抵在上

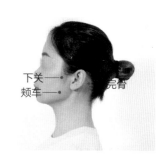

完骨、颊车、下关

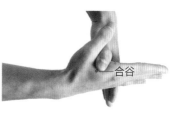

合谷

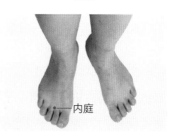

内庭

述穴位皮肤上。

（2）指腹不离开皮肤通过按压、旋转、上下左右推动的方法，看看是否能找到明显疼痛的条索状或粟粒状的筋结点。

（3）利用点穴拨筋棒的平头端固定在筋结点上，用拨离的手法上下左右拨离 30～50 次。

（4）因点穴拨筋棒质硬，拨筋会比较痛，对消瘦、年纪偏大或痛阈较低的人，可能不耐受疼痛，或没有找到明显筋结点可改用手指指腹依次揉按上述穴位，每个穴位 30～50 下即可。

（二）药物贴敷

方法：取大蒜适量捣烂，温热后敷在痛点上可以缓解牙髓炎、牙周炎以及牙痛等症状。

三、不同类型的牙痛该如何判断、针对性处理？

很多人会问到，牙痛能不能做艾灸、能不能刮痧、能不能放血等，大家在使用牙痛基本方的同时，通过以下证型的辨析要点，就很容易判断自己牙痛的中医证型，然后采用相对应的外治方法。

（一）脾胃积热型牙痛

1. 脾胃积热型牙痛伴随症状

平时喜欢进食煎炸、辛辣的食物，大便秘结，口气重、口渴，伸舌照镜子观察舌面不干净，很腻或很厚偏黄的舌苔，有伴随上述症状的牙痛可辨别为脾胃积热型牙痛。

2. 刺络放血，缓解脾胃积热型牙痛

以下两个刺络放血的方法，任选其一即可，如果牙痛未见缓解，可同时使用。

处理方法一：中指指腹刺络放血。

（1）部位：中指指腹。

（2）简易定位：中指末节腹侧部分。

（3）操作方法

1）首先确定中指指腹的刺血点。

2）操作者用拇指与示指，示指在下，拇指在上，固定被操作者的中指，操作者用拇指指腹用力捋动被操作者中指指腹，捋向指尖，固定片刻，观察回血最快或者明显充盈的点，即为刺血点。

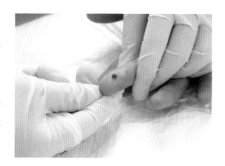

中指指腹放血

3）用 75% 酒精棉片在中指指腹由内到外进行消毒，消毒 1～2 遍。

4）戴上医用手套，使用安装好的血糖笔对准中指指腹点刺。

5）反复用力从下往上挤压，挤出瘀血 3～5 滴，瘀血明显时可至 8～10 滴，或血由暗红变成淡红为宜。

6）治疗后，用 75% 酒精棉片消毒，并清理血迹。

7）如果刺血处仍有出血，可用消毒棉球或纱块按压片刻。

8）放血后，半小时之内不要洗手。

（4）注意事项

1）建议大家家里常备一支血糖笔，血糖笔的点刺，操作简单、安全，大家可查看总论部分血糖笔的操作。

2）中指指腹点刺放血，不重在放血，而重在"激发阳气，邪有出路"，所以放血量极少，对身体无伤害，大家可放心使用。

3）不能空腹或者是暴饮暴食后进行该操作，以免发生晕血、晕针等不适。

4）如有晕血、晕针史或者血小板低下、凝血功能障碍的患者不宜使用。

处理方法二：曲池点刺拔罐。

（1）取穴：曲池。

（2）简易定位：仰掌，微屈肘，肘横纹头与肘关节桡侧的高骨（肱骨外上髁）连线的中点。

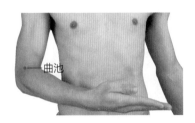

曲池

（3）操作方法

1）患者采用坐位或平卧位。

2）用 75% 酒精棉片在曲池由内到外进行消毒，消毒 1~2 遍。

3）戴上医用手套，使用安装好的血糖笔对准曲池。

4）按动血糖笔进行点刺，点刺选取穴位及穴位附近 1~3 处。

5）用小号真空抽气罐固定在穴位上，用真空抽气枪吸气，以罐内形成负压，固定在穴位上。

6）治疗后，用 75% 酒精棉片消毒，并清理血迹。

7）如果刺血处仍有出血，可用消毒棉球或纱块按压片刻。

8）放血后，局部建议 6 小时后才洗澡。

9）操作后注意事项参考上述处理方法一。

（二）肝肾不足型牙痛

1. 肝肾不足型牙痛有哪些伴随症状？

多发生在体虚、大病后及年老人群，如果这类患者发生牙痛，常隐隐作痛，伴腰酸膝软、劳累的时候容易疲倦，视物模糊，夜间偶有双下肢抽搐，手足欠温，小便清长，伸舌看舌淡红，苔薄白的，即可辨识为肝肾不足型牙痛。

2. 艾灸好这些部位，帮你补肝肾解除牙痛

（1）处理：艾灸。

（2）取穴：1）气海、关元、神阙；2）太溪、三阴交、涌泉、照海。

（3）简易定位

气海：肚脐直下两横指（约一寸半）处。

关元：脐中直下四横指（三寸）处。

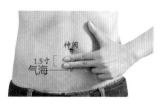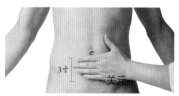

气海　　　　　　　　　　　　　关元

神阙：肚脐中央即是本穴。

太溪：由足内踝尖往后推至凹陷处（当内踝尖与跟腱间之中点）。

三阴交：手四指并拢，小指下边缘紧靠内踝尖上，示指上缘所在水

平线在胫骨后缘的交点。

照海：坐位，由内踝尖往下推，至其下缘凹陷处。

涌泉：仰卧或俯卧位，五个足趾屈曲，屈足掌，当足底掌心前面（约足底中线前 1/3 处）正中之凹陷处。

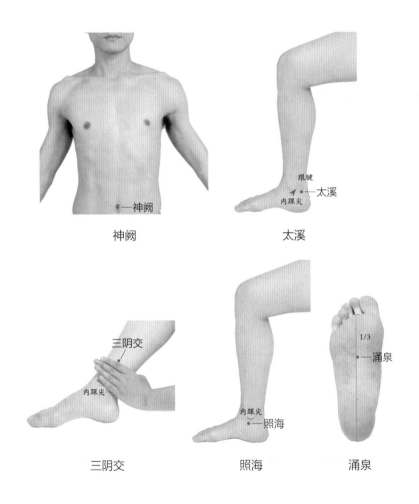

神阙

太溪

三阴交

照海

涌泉

（4）操作方法

1）第一组穴位为腹部相邻的穴位，家里常备一个可以同时插几根艾条艾灸箱，治疗的时候平躺着，让家人帮忙把艾灸箱放到腹部上述穴位即可。

2）第二组穴位可用手持点燃的艾条进行艾灸，也可以用相应的固定架子固定艾条，距离皮肤3～4cm，以被灸者的温感作为标准，感觉适宜即可。

3）每组穴位或者每个穴位灸15～20分钟，一共时间不宜超过半小时。

（5）注意事项

1）艾灸注意保暖，不要在空调房或大风口施灸，适当保持空气流通。

2）艾灸过程中，部分患者会出现明显的局部反应，如发麻、排风、排寒、发痒，属于正常现象，不需特殊处理；出现局部有水汽，及时用干毛巾擦拭；出现局部刺痛的感觉，触摸肤温并不高，这种情况保证艾灸的安全距离，可继续艾灸。

3）艾灸后，出现小的水疱一般不用处理，3～5天可以自行吸收；大的水疱需要在医生指导下处理，以免感染。

4）血糖偏高、有感觉障碍的患者慎灸，以免烫伤感染。

5）如果艾灸完后，口干咽干及牙痛明显，可饮用乌梅冰糖水。

（三）风热侵袭型牙痛

1. 风热侵袭型牙痛有哪些伴随症状？

牙痛突然发作，阵发性加重，牙龈肿胀、得冷痛减，遇热疼痛加重，伴有怕风、鼻塞、咽痛、伸舌观察舌尖稍红，舌苔白或薄黄，脉浮数即可辨识为风热侵袭型牙痛。

处理方法：颈项部刮痧。

（1）部位

从风池、天柱开始，依次沿肩井、大椎、风门、肺俞，连线区域。

（2）简易定位

风池：俯伏坐位，以拇示两指从枕骨粗隆两侧向下推按，当至枕骨下缘凹陷处与乳突之间，即斜方肌与胸锁乳突之间，用力按有酸胀麻感处。

天柱：后发际中央往上五分（大约一个小指横指大小）是哑门，由哑门旁开约二横指，项部大筋（即斜方肌）的外缘处。

大椎：坐位低头，项后上背部脊柱最上方突起之椎骨（第七颈椎），其下缘凹陷处。

肩井：大椎与肩峰最高点连线之中点。

风门：由大椎，往下推两个椎骨即为第二胸椎，由此椎棘突下双侧旁开两横指（示、中指）处。

肺俞：由大椎，往下推三个椎骨即为第三胸椎，由此椎棘突下双侧旁开两横指（示、中指）处。

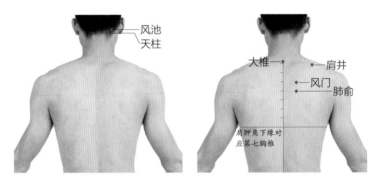

风池、天柱　　　　　　肩井、风门、肺俞、大椎

（3）操作方法

1）坐位低头，充分暴露项背部。

2）在皮肤上均匀涂上刮痧油、万花油、润滑油等介质。

3）手握刮痧板，先以轻、慢、柔手法为主，从风池开始，依次刮向肩井、大椎、风门、肺俞。

4）患者适应后，手法逐渐加重、加快，以患者能耐受为度。

5）遇皮下结节或疼痛点时重点刮拭，以出痧为度。

6）刮痧后配合温热的姜茶、姜粥、艾叶水等药膳以助汗出，微微汗出为宜。

（4）注意事项

1）刮拭前仔细检查刮痧工具，以免刮伤皮肤。

2）刮痧过程要避免风寒之邪侵袭，空调、风扇等不宜直吹刮痧部位。

3）刮痧后不宜立刻洗澡，建议 6 小时后再洗温水澡。

4）刮痧后 1~2 天局部出现轻微疼痛、痒感等属正常现象，无需特殊处理。

5）不要在过饥、过饱、过度疲劳及紧张的情况下刮痧治疗。

6）血糖控制欠佳或有重症贫血、血小板减少及有凝血功能障碍者不适宜刮痧。

7）孕妇不宜在大椎、肩井等穴位刮痧。

（四）外感寒邪型牙痛

1. 外感寒邪型牙痛有哪些表现？

牙痛呈阵发性，遇冷饮或冷食品牙痛加重，遇热痛减，牙龈肿或不肿，全身可伴有恶风寒、无汗、头痛、鼻塞声重、舌淡苔白等症状可辨识为外感寒邪的牙痛。

2. 灸一灸，解决外感寒邪型牙痛

（1）处理：艾灸。

（2）取穴：颊车、下关、听宫。

（3）简易定位

颊车：由下颌角向前上方摸有一凹陷，用手掐切有酸胀感，上下牙咬紧时局部有一肌肉隆起处。

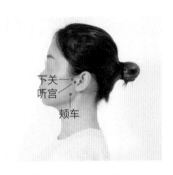

下关
听宫
颊车

颊车、听宫、下关

下关：闭口，由耳屏向前循摸有一高骨，其下有一凹陷（若张口则该凹陷闭合突起），这一凹陷即是。

听宫：取穴时，嘱患者张口，耳屏前微下凹陷处，下颌髁状突后，该处即是本穴。

（4）操作方法与注意事项参照肝肾不足型牙痛。

四、李医生温馨提醒

1. 上述方法操作简单、安全、有效，可重复使用。如果对寒热虚实辨证掌握不好，大家使用常规处理方法便可起效。

2. 牙痛既是一个症状，也是一个病。如果牙痛反复发作、缠绵难愈或伴有其他症状一定要上正规医院急诊以明确诊断，以免延误病情。

3. 有一些人，痛觉非常的敏感，还没来得及采取以上的止疼方法时，就已经疼得受不了了，这个时候可以服用一下止疼药，再配合上述外治法，可以更加快速止痛且有效防治反复发作。

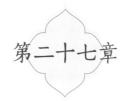

第二十七章

肩痛

一、肩痛都有哪些具体表现？

以"肩痛"为主诉来寻求针灸治疗的患者，一般有三类。

最常见的一类是长期坐在办公室使用电脑、手机工作，或长期抱小孩的人。长时间地保持一个不良姿势或者长期负重，会造成身体肌肉的不平衡从而出现慢性劳损，局部受寒引起劳损肌肉的痉挛缺血水肿，就出现肩部的疼痛。

第二类是45岁以上的人群，女性较为常见，年龄的增长关节周围肌肉的力量下降，或者慢性损伤治疗不及时，肩部的肌肉、肌腱、韧带都出现了功能的下降，如穿衣、梳头、抬手等，严重的时候吃饭都受影响。

第三类是急性损伤，常见于一些运动人群，或者是意外损伤的人，如网球或者羽毛球中大力抽球，或运动过程中不慎跌倒，出现肩膀着地或者手撑地的情况都有可能造成肩关节的急性损伤。

这些情况都可以出现肩痛或肩背痛、肩臂痛。但对于肩痛剧烈、反复发作或伴有胸闷胸痛、咳嗽等症状，需前往医院就诊，以除外脱位、冠心病或肺癌、骨转移瘤等疾病。

肩痛属于中医"痹证"范畴，是指人体机表、经络因感受风、寒、湿、热等引起，主要病机是气血痹阻不通，筋脉关节失于濡养所致。针对肩痛这一症状，特别是慢性劳损及退行性变的患者，可以早期使用外治法的干预，以缓解疼痛，早日恢复肩关节正常功能。脱位、骨折、冠心病或肺癌、骨转移瘤等引起的肩痛不在本章范畴。

二、教你一招学会肩痛外治法的基本处理方

1. 处理　点穴拨筋。

2. 取穴

（1）中渚、三间、后溪（均取健侧）。

（2）手三里、肩井、天宗、秉风、臂臑、肩髃、百劳、阿是穴。

3. 简易定位

中渚：握拳俯掌，在手背第四、五掌骨头之间掌指关节后方凹陷处。

三间：伏掌于台面，半握拳，示指内侧（桡侧）之手背面与掌面交界线（赤白肉际）上，示指掌指关节后缘凹陷处。

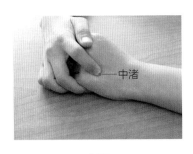

中渚

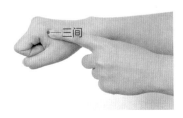

三间

后溪：半握拳，手掌第二横纹尺侧端。

手三里：横肱屈肘立掌，桡侧肘横纹头往腕关节三横指（两寸）处。

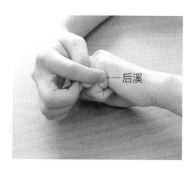 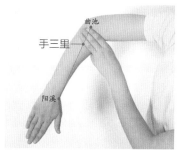

后溪　　　　　　　　　　　手三里

肩井：坐位低头，项后上背部脊柱最上方突起之椎骨（第七颈椎），其下缘凹陷处为大椎，大椎与肩峰最高点连线之中点。

天宗：垂臂，由肩胛冈下缘中点至肩胛下角作连线，上 1/3 与下 2/3 处，用力按压有明显酸痛感。

秉风：由天宗直上跨过肩胛冈，在肩胛冈上窝之中点处。

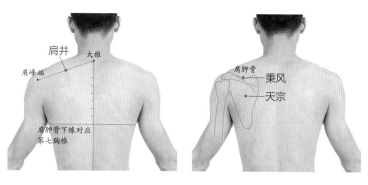

肩井　　　　　　　　　　　秉风、天宗

臂臑：屈肘，紧握拳，上肢用力令其紧张，肩上三角肌下端的偏内侧处。

肩髃：上臂外展至水平时，在肩部高骨（锁骨肩峰）外，肩关节上出现两个凹陷，前面的凹陷处。

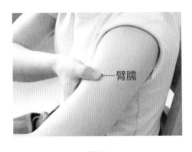

臂臑

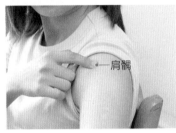

肩髃

百劳：坐位低头，项后上背部脊柱最上方突起之椎骨（第七颈椎），其下缘凹陷处为大椎，大椎旁外一横指，直上二横指处。

阿是穴：按压疼痛的位置。

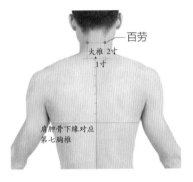

百劳

4. 操作方法

（1）用大拇指或示指指腹依次抵在上述穴位皮肤上。

（2）指腹不离开皮肤通过按压、旋转、上下左右推动的方法，看看是否能找到明显疼痛的条索状或粟粒状的筋结点。

（3）利用点穴拨筋棒的平头端固定在筋结点上，用拨离的手法上下左右拨离 30~50 次。

（4）因点穴拨筋棒质硬，拨筋会比较痛，对消瘦、年纪偏大或痛阈较低的人，可能不耐受疼痛，或没有找到明显筋结点可改用手指指腹依次揉按上述穴位，每个穴位 30~50 下即可。

三、不同类型的肩痛如何自我判定、针对处理？

很多人会问我肩颈痛能不能做艾灸、能不能做拔罐或者能不能刮痧等，大家在使用肩痛基本方的同时，通过以下各证型的辨析要点，就很容易判断自己肩痛的中医证型，然后采用相对应的外治方法。

（一）风寒闭阻型肩痛

1. 风寒闭阻型肩痛伴随症状

如果天气变冷或夏日吹空调均会引起肩痛加重，并且夜间痛甚，用热水袋或者照红外线灯疼痛可以缓解，肩部局部肤温偏凉，拘急感，平素怕冷，伸舌看舌苔是薄白的，可辨识为风寒闭阻型肩痛。

2. 艾灸好这些穴位，帮你祛风散寒

（1）取穴：手三里、肩井、天宗、秉风、臂臑、肩髃、百劳、阿是穴。

（2）简易定位：参照常规处理方法。

（3）操作方法

1）可用手持点燃的艾条进行艾灸，也可以用相应的固定架子固定艾条，距离皮肤 3～4cm，以被灸者的温感作为标准，感觉适宜即可；如果穴位很难定好位置，直接寻找肩部周围的压痛点进行艾灸即可。

2）每穴灸 10～15 分钟，每次穴 3～5 个穴位，微微出汗为宜，可根据疼痛情况适当延长艾灸时间。

3）如果家里不是很通风，使用艾灸会产生很大烟，或者老年人不宜艾灸，可以用粗盐 250g 加热，用毛巾包裹，烫煨上面穴位即可。

（4）注意事项

1）艾灸注意保暖，不要在空调房或大风口施灸，适当保持空气

流通。

2）艾灸后可适当喝热的生姜水或艾叶茶，以助汗出。

3）艾灸过程中，部分患者会出现明显的局部反应，如发麻、排风、排寒、发痒，属于正常现象，不需特殊处理；出现局部有水汽，及时用干毛巾擦拭；出现局部刺痛的感觉，触摸肤温并不高，这种情况保证艾灸的安全距离，可继续艾灸。

4）艾灸后，出现小的水疱一般不用处理，3～5天可以自行吸收；大的水疱需要在医生指导下处理，以免感染。

5）血糖偏高、有感觉障碍的患者慎灸，以免烫伤感染。

（二）痰湿阻络型肩痛

1. 痰湿阻络型肩痛有哪些伴随症状？

如果平时老是觉得全身困重，皮肤黏腻，肩痛缠绵难愈、沉重感明显，阴雨天疼痛加重，大便粘厕所，伸出舌头舌苔是白腻，见不到舌面，即可辨识为痰湿阻络型肩痛。

2. 巧用拔罐，帮你祛痰通络

（1）处理：拔罐。

（2）取穴：手三里、肩井、天宗、秉风、臂臑、肩髃、百劳、阿是穴。

（3）简易定位：参照常规处理方法。

（4）操作方法

1）患者采用俯卧位，充分暴露操作部位。

2）在上述穴位上定罐，可根据不同的部位选择大小不一的气罐，根据疼痛程度选择气罐的个数。

3）用真空抽气枪抽气固定，吸力以患者耐受度为主。

4）留罐时间：10～15 分钟。

5）留罐过程中，注意观察皮肤颜色变化或有无水疱。

（5）注意事项

1）拔罐期间注意保暖。

2）拔罐后建议 6 小时后才洗澡，不宜洗冷水澡。

3）拔罐时间控制在 10～15 分钟。

4）拔罐出现水疱，小的水疱一般不用处理，2～3 天可自行吸收；大的水疱需要在医生指导下处理，以免感染。

5）凝血功能障碍、患有出血性疾病（如血友病、血小板减少、再生障碍性贫血等）的患者不适合使用拔罐。

6）血糖控制欠佳的患者不宜拔罐，如因病情需要拔罐时间不宜超过 10 分钟。

7）支气管扩张、肺气肿患者背部及胸前不宜拔罐。

8）孕妇不建议拔罐。

（三）气滞血瘀型肩痛

1. 出现哪些伴随症状提示你是气滞血瘀型肩痛？

此类型多有外伤史，或者病程较久，肩部疼痛入夜尤其加重，甚至夜间难眠，痛处不移，有时候肩部可见明显瘀络的，伸出舌头舌暗红有瘀斑瘀点可辨识为气滞血瘀型肩痛。

2. 轻轻一刮，帮你行气化血瘀

（1）部位：颈项部及肩部手三阳经循行区域。

（2）简易定位

1）颈项部：从风池、天柱开始，依次沿肩井、大椎、风门、肺俞，连线区域。

2）肩部手三阳经循行区域：即阳明大肠经、少阳三焦经、太阳小肠经、分别循经肩前、肩外侧及肩后侧区域。

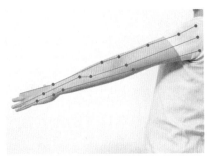

手三阳经循行区域

（3）操作方法

1）坐位低头，充分暴露项背及肩部。

2）在皮肤上均匀涂上刮痧油、万花油、润滑油等介质。

3）手握刮痧板，先以轻、慢、柔手法为主，从颈部开始，分别刮向肩前、肩外侧及肩后侧。

4）患者适应后，手法逐渐加重、加快，以患者能耐受为度。

5）遇皮下结节或疼痛点时重点刮拭，以出痧为度。

6）刮痧后配合温热的姜茶、姜粥、艾叶水等药膳以助汗出，微微汗出为宜。

（4）注意事项

1）刮拭前仔细检查刮痧工具，以免刮伤皮肤。

2）刮痧过程要避免风寒之邪侵袭，空调、风扇等不宜直吹刮痧部位。

3）刮痧后不宜立刻洗澡，建议6小时后再洗温水澡。

4）刮痧后1~2天局部出现轻微疼痛、痒感等属正常现象，无需特殊处理。

5）不要在过饥、过饱、过度疲劳及紧张的情况下刮痧治疗。

6）血糖控制欠佳或有重症贫血、血小板减少及有凝血功能障碍者不适宜刮痧。

7）孕妇不宜在大椎、肩井等穴位刮痧。

（四）气血亏虚型肩痛

1. 气血亏虚型肩痛伴随症状

平素体质较差，形体消瘦，疲倦乏力，心慌少气，肩部隐隐作痛，劳累后加重，伸舌舌淡红，苔薄白的。

2. 艾灸好这些穴位，帮你行气补血

（1）处理：艾灸。

（2）取穴：中脘、下脘、神阙、气海、关元、大椎。

（3）简易定位

中脘：脐中央与胸骨体下缘两点连线之中央（脐上四寸）。

下脘：脐中央与中脘两点连线之中央（脐上两寸）。

神阙：肚脐中央即是本穴。

气海：肚脐直下两横指（约一寸半）处。

关元：脐中直下四横指（三寸）处。

大椎：坐位低头，项后上背部脊柱最上方突起之椎骨（第七颈椎），其下缘凹陷处。

（4）操作方法

1）中脘、下脘、气海、关元、神阙为腹部相邻的穴位。家里常备一个可以同时插几根艾条的艾灸箱，治疗的时候平躺

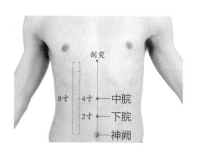

中脘、下脘、神阙

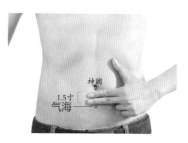

气海

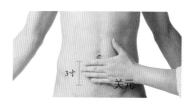

关元

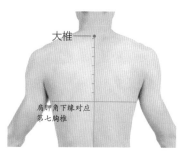

大椎

着，让家人帮忙把艾灸箱放到腹部上述穴位即可。

2）大椎可手持点燃的艾条进行艾灸，也可以用相应的固定架子固定艾条，距离皮肤 3~4cm，以被灸者的温感作为标准，感觉适宜即可。

（5）其他操作方法及注意事项可参考风寒闭阻型肩痛。

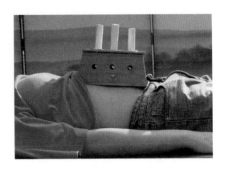

腹部艾灸

四、李医生温馨提醒

1. 上述外治法安全有效，对肩痛有一定的缓解作用，可重复使用，但肩痛症状有时候缠绵难愈，时重时轻，天气变化是容易加重，严重影响睡眠及生活，所以平时重在预防，上述方法也可作为预防手段。

2. 对年轻人来说，注意日常保健、杜绝不良姿势，多晒太阳，多运动，多出汗，避免肩部正对空调风口；老年人要避风寒、注意颈肩部保暖，避免过度负重，如抱小孩、拧重物、剁猪肉、大力甩臂等。

3. 另外，大家熟悉的冠心病、肺尖肿瘤、肩关节脱位、韧带撕裂、锁骨病变等均可引起肩痛，所以缠绵难愈，疼痛难忍或有外伤，或伴有胸闷、咳嗽等这些症状一定要前往医院就诊，行肩关节 X 片、胸片、心电图、心脏彩超等检查，以免耽误病情；脱位、骨折、冠心病或肺癌、骨转移瘤等引起的肩痛不在本章范畴。

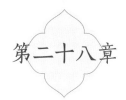

第二十八章

颈痛

一、颈痛都有哪些具体表现？

对着电脑工作了一天，颈部肌肉很酸痛；早上起来颈部不能转动；每天开车开几百公里，颈部肌肉很僵硬，长时间玩手机、刷微信，肩背部伴上肢麻木，这些情况几乎发生在每个奔波、忙碌的人中。

颈痛也叫脖子痛，由于颈椎病、颈肌纤维肌炎、落枕、扭伤等造成的颈部疼痛，是由于头颈部长期处于单一姿势位置，如长时间低头伏案工作、上网、玩手机、刷微信、高枕睡眠、开车时间过长等引起，轻则颈部疼痛，严重者会颈椎变直、反弓以及颈椎间盘突出，如压迫到颈部神经、肌肉、韧带、血压等就会产生上肢痹痛、头痛、头晕、心律失常等不适。颈痛有明显外伤史或缠绵难愈伴有头晕、呕吐、手足麻木等不适，应及时前往医院就诊，以排除骨折、脊髓损伤或者合并脑血管疾病。骨折、脊髓损伤、脑血管疾病等情况不在本章范畴。

中医将颈痛视为痹证，在病因学上通常认为是外伤、风寒湿邪侵袭、气血不和、经络不通等所致，现介绍几个安全有效、操作简单，在家里就可以使用的外治法。

二、巧用点穴拨筋，教你学会颈痛基础方

1. **处理** 点穴拨筋。

2. **取穴** 中渚、后溪、手三里、风池、天柱、百劳、新设、肩井。

3. **简易定位**

中渚：握拳俯掌，在手背第四、五掌骨头之间掌指关节后方凹陷处。

后溪：半握拳，手掌第二横纹尺侧端。

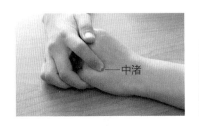

中渚　　　　　　　　　　后溪

手三里：屈肘立掌，肘横纹头桡侧端往前三横指（两寸）压痛点处。

风池：俯伏坐位，以拇示两指从枕骨粗隆两侧向下推按，当至枕骨下缘凹陷处与乳突之间，即斜方肌与胸锁乳突之间，用力按有酸胀麻感处。

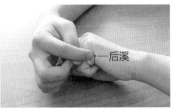

手三里

天柱：后发际中央往上五分（大约一个小指横指大小）是哑门，由哑门旁开约二横指，项部大筋（即斜方肌）的外缘处。

百劳：大椎（坐位低头，项后上背部脊柱最上方突起之椎骨即第七

颈椎，其下缘凹陷处）旁外一横指，直上二横指处。

新设：坐位，头略下垂，后发际下一横指，项部隆起大筋（斜方肌）外缘处。

肩井：大椎（坐位低头，项后上背部脊柱最上方突起之椎骨即第七颈椎，其下缘凹陷处）与肩峰最高点连线之中点。

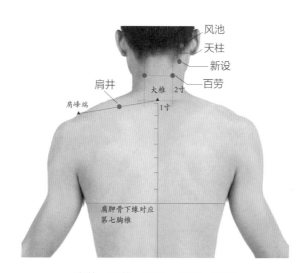

肩井、百劳、风池、天柱、新设

4. 操作方法

（1）用大拇指或示指指腹依次抵在上述穴位皮肤上。

（2）指腹不离开皮肤通过按压、旋转、上下左右推动的方法，看看是否能找到明显疼痛的条索状或粟粒状的筋结点。

（3）利用点穴拨筋棒的平头端固定在筋结点上，用拨离的手法上下左右拨离 30～50 次。

（4）因点穴拨筋棒质硬，拨筋会比较痛，对消瘦、年纪偏大或痛阈较低的人，可能不耐受疼痛，或没有找到明显筋结点可改用手指指腹依次揉按上述穴位，每个穴位 30～50 下即可。

三、不同类型的颈痛该如何判别、针对处理？

很多人会问我颈痛能不能做艾灸、能不能做拔罐或者能不能刮痧等。大家在使用颈痛基本方的同时，通过以下各证型的辨析要点，就很容易判断自己颈痛的中医证型，然后采用相对应的外治方法。

（一）风寒闭阻型颈痛

1. 风寒闭阻型颈痛伴随症状

如果天气变冷或夏日吹空调均会引起颈痛加重，多伴头痛或后枕部疼痛，用热水袋或者照红外线灯疼痛可以缓解，肩部局部肤温偏凉，平素怕冷，伸舌看舌苔是薄白的，可辨识为风寒闭阻型颈痛。

2. 艾灸好这些穴位，帮你祛风散寒

（1）处理：艾灸。

（2）取穴：风池、天柱、百劳、新设、肩井。

（3）简易定位：参考常规处理方法。

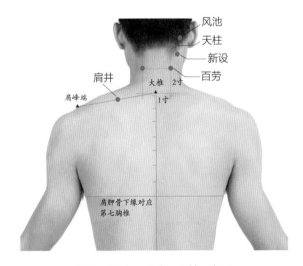

肩井、百劳、风池、天柱、新设

（4）操作方法

1）可用手持点燃的艾条进行艾灸，也可以用相应的固定架子固定艾条，距离皮肤 3~4cm，以被灸者的温感作为标准，感觉适宜即可；如果穴位很难定好位置，直接寻找肩部周围的压痛点进行艾灸即可。

2）每穴灸 10~15 分钟，每次穴 3~5 个穴位，微微出汗为宜，可根据疼痛情况适当延长艾灸时间。

3）如果家里不是很通风，使用艾灸会产生很大烟，或者老年人不宜艾灸，可以用粗盐 250g 加热，用毛巾包裹，烫熨上述穴位也有一定的帮助。

（5）注意事项

1）艾灸注意保暖，不要在空调房或大风口施灸，适当保持空气流通。

2）艾灸后可适当喝热的生姜水或艾叶茶，以助汗出。

3）艾灸过程中，部分患者会出现明显的局部反应，如发麻、排风、排寒、发痒，属于正常现象，不需特殊处理；出现局部有水汽，及时用干毛巾擦拭；出现局部刺痛的感觉，触摸肤温并不高，这种情况保证艾灸的安全距离，可继续艾灸。

4）艾灸后，出现小的水疱一般不用处理，3~5 天可以自行吸收；大的水疱需要在医生指导下处理，以免感染。

5）血糖偏高、有感觉障碍的患者慎灸，以免烫伤感染。

（二）痰湿阻络型颈痛

1. 痰湿阻络型颈痛伴随症状

如果体型偏胖，平时老是觉得全身困重，皮肤汗出黏腻，颈痛缠绵难愈、沉重感，局部皮肤毛孔粗糙，阴雨天疼痛加重，大便黏腻，伸舌头舌苔是白腻，见不到舌面，即可辨识为痰湿阻络型颈痛。

2. 巧用真空抽罐器，帮你祛痰湿通经络

（1）处理：拔罐。

（2）部位：颈部及背部膀胱经循行区域。

（3）简易定位

颈部：后发际到颈肩联合的区域。

背部膀胱经循行区域：在人体后背正中脊椎骨旁开约两横指（示、中指）（一寸半）及旁开约四横指（三寸）的位置，左右各两个区域，就是膀胱经在背部的主要区域。

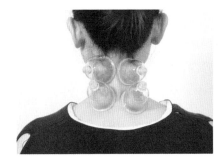 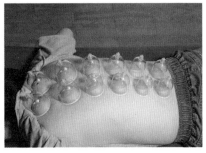

颈部膀胱经拔罐　　　　　　　　　　背部膀胱经拔罐

（4）操作方法

1）患者采用俯卧位，充分暴露操作部位。

2）从双侧大杼（坐位低头，项后上背部脊柱最上方突起之椎骨，往下推一个椎骨即为第一胸椎，由此椎棘突下旁开两横指（示、中指）处开始定罐，依次往下排列，左右各一，一共排10个到12个罐。

3）用真空抽气枪抽气固定，吸力以患者耐受度为主。

4）留罐时间：10~15分钟。

5）留罐过程中，注意观察皮肤颜色变化或有无水疱。

（5）注意事项

1）拔罐期间注意保暖。

2）拔罐后建议 6 小时后才洗澡，不宜洗冷水澡。

3）拔罐时间控制在 10~15 分钟。

4）拔罐出现水疱，小的水疱一般不用处理，2~3 天可自行吸收；大的水疱需要在医生指导下处理，以免感染。

5）凝血功能障碍、患有出血性疾病（如血友病、血小板减少、再生障碍性贫血等）的患者不适合使用拔罐。

6）血糖控制欠佳的患者不宜拔罐，如因病情需要拔罐时间不宜超过 10 分钟。

7）支气管扩张、肺气肿患者背部及胸前不宜拔罐。

8）孕妇不建议拔罐。

（三）气滞血瘀型颈痛

1. 气滞血瘀型颈痛伴随症状

此类型多有外伤史，或者病程较久，颈部疼痛入夜尤其加重，甚至夜间难眠，痛处不移，有时候颈肩部可见明显瘀络的，伸出舌头察舌暗红有瘀斑瘀点可辨识为气滞血瘀型颈痛。

2. 巧用刮痧，帮你行气散瘀止颈痛

（1）处理：刮痧。

（2）部位：从风池、天柱开始，依次沿肩井、大椎、风门、肺俞，连线区域。

（3）简易定位

风池：俯伏坐位，以拇示两指从枕骨粗隆两侧向下推按，当至枕骨下缘凹陷处

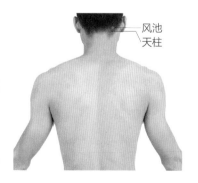

风池、天柱

与乳突之间，即斜方肌与胸锁乳突之间，用力按有酸胀麻感处。

天柱：后发际中央往上五分（大约一个小指横指大小）是哑门，由哑门旁开约二横指，项部大筋（即斜方肌）的外缘处。

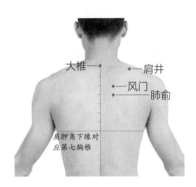

肩井、风门、肺俞、大椎

大椎：坐位低头，项后上背部脊柱最上方突起之椎骨（第七颈椎），其下缘凹陷处。

肩井：大椎与肩峰最高点连线之中点。

风门：由大椎，往下推两个椎骨即为第二胸椎，由此椎棘突下双侧旁开两横指（示、中指）处。

肺俞：由大椎，往下推三个椎骨即为第三胸椎，由此椎棘突下双侧旁开两横指（示、中指）处。

（4）操作方法

1）坐位低头，充分暴露项背部。

2）在皮肤上均匀涂上刮痧油、万花油、润滑油等介质。

3）手握刮痧板，先以轻、慢、柔手法为主，从风池开始，依次刮向肩井、大椎、风门、肺俞。

4）患者适应后，手法逐渐加重、加快，以患者能耐受为度。

5）遇皮下结节或疼痛点时重点刮拭，以出痧为度。

6）刮痧后配合温热的姜茶、姜粥、艾叶水等药膳以助汗出，微微汗出为宜。

（5）注意事项

1）刮拭前仔细检查刮痧工具，以免刮伤皮肤。

2）刮痧过程要避免风寒之邪侵袭，空调、风扇等不宜直吹刮痧部位。

3）刮痧后不宜立刻洗澡，建议6小时后再洗温水澡。

4）刮痧后1~2天局部出现轻微疼痛、痒感等属正常现象，无需特殊处理。

5）不要在过饥、过饱、过度疲劳及紧张的情况下刮痧治疗。

6）血糖控制欠佳，或有重症贫血、血小板减少及有凝血功能障碍者不适宜刮痧。

7）孕妇不宜在大椎、肩井等穴位刮痧。

（四）气血亏虚型颈痛

1. 气血亏虚型颈痛伴随症状

平素体质较差，形体消瘦，疲倦乏力，心慌少气，颈部隐隐作痛，劳累后加重，时有头晕，手足不温，伸舌舌淡红，苔薄白的，便可辨识为气血亏虚型。

2. 艾一艾，行气补血缓解颈痛

（1）处理：艾灸。

（2）取穴：中脘、下脘、神阙、气海、关元、大椎。

（3）简易定位

中脘：脐中央与胸骨体下缘两点连线之中央（脐上四寸）。

下脘：脐中央与中脘两点连线之中央（脐上两寸）。

神阙：肚脐中央即是本穴。

气海：肚脐直下两横指（约一寸半）处。

关元：脐中直下四横指（三寸）处。

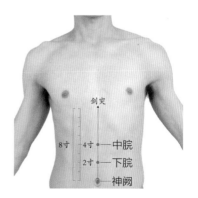

中脘、下脘、神阙

大椎：坐位低头，项后上背部脊柱最上方突起之椎骨（第七颈椎），其下缘凹陷处。

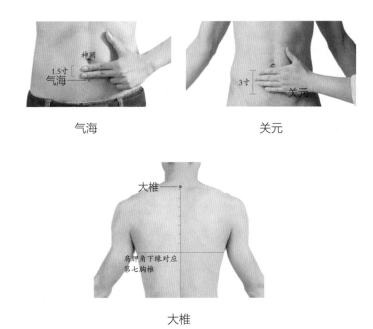

气海

关元

大椎

（4）操作方法

1）中脘、下脘、气海、关元、神阙为腹部相邻的穴位。家里常备一个可以同时插几根艾条的艾灸箱，治疗的时候平躺着，让家人帮忙把艾灸箱放到腹部及胸部上述穴位即可。

2）大椎可手持点燃的艾条进行艾灸，也可以用相应的固定架子固定艾条，距离皮肤3～4cm，以被灸者的温感作为标准，感觉适宜即可。

其他操作方法及注意事项可参考风寒闭阻型颈痛。

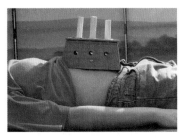

腹部艾灸

四、李医生温馨提醒

1. 上述外治法可重复使用，日常可作为治疗使用，也可以当预防所用，对痰湿阻络及气滞血瘀证型采用了拔罐疗法及刮痧疗法，这两种方法可交替使用。

2. 门诊经常遇到来就诊的患者诉做治疗的时候颈部很舒服，不做的时候很容易反复，无法根治。除了行外治法治疗，必须做到以下这几点，才能更好地把颈痛根除。

   （1）纠正生活中不良的姿势位置，如长时间低头工作、躺在床上看手机等。

   （2）做好颈部的保暖工作，空调、风扇不要对着颈部吹。

   （3）加强颈背部肌肉的锻炼，如通过做哑铃操，锻炼上肢肩带、后群肌肉；通过咬牙切齿的动作锻炼颈部前群肌肉；快步走或游泳可以锻炼到全身的肌肉等。

   （4）选好枕头高度，不能过高也不能过低，枕头过高等于整晚低头，造成颈椎反弓，枕头过低会造成颈椎变直，而且虽称枕头，不如称枕颈，颈部一定不能悬空。

3. 颈痛有明显外伤史或缠绵难愈伴有头晕、呕吐、手足麻木等不适，应及时前往医院就诊，以排除骨折、脊髓损伤或脑血管疾病引起。骨折、脊髓损伤、脑血管疾病等情况不在本章范畴。

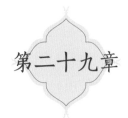

第二十九章

腰痛

一、腰痛都有哪些症状？

腰痛是临床常见的症状，以腰部一侧或两侧疼痛为主，可放射到腿部，常伴有外感或内伤症状。引起腰痛的原因有很多，如常见的久坐、久站等不良姿势造成的肌肉劳损；搬重物、打网球、打羽毛球抽球等爆发力动作造成腰部肌肉痉挛；椎间盘病变、腰椎骨质增生及局部受风寒湿、妇女的盆腔炎、孕期产后等均可引起腰痛。

中医认为腰痛是由于感受外邪，或因劳伤，或由肾虚而引起气血运行失调，脉络绌急，腰府失养所致。中医外治法可作早期干预和预防，妊娠引起的腰痛、腰椎重度滑脱、腰椎骨折、椎管肿瘤等引起的腰痛不在本章范畴。

二、正确使用点穴拨筋，远离腰痛困扰

1. **处理**　点穴拨筋。

2. **取穴**　腰痛穴、合谷、后溪、关元、天枢。

3. 简易定位

腰痛穴：手背，在第2、3掌骨及第4、5掌骨之间，当腕横纹与掌指关节中点处，一手两穴。

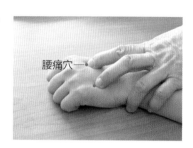

腰痛穴

合谷：拇、示指张开，使虎口拉紧，另一手的拇指关节横纹压在虎口上，拇指关节向前弯曲压在对侧的拇、示指指蹼上，拇指尖所指处。

后溪：半握拳，手掌第二横纹尺侧端。

天枢：脐中水平旁外三横指（两寸）。

关元：脐中直下四横指（三寸）处。

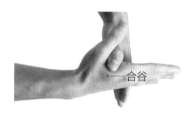

合谷

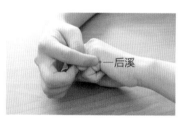

后溪

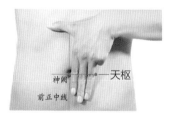

天枢

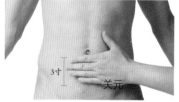

关元

4. 操作方法

（1）用大拇指或示指指腹依次抵在上述穴位皮肤上。

（2）指腹不离开皮肤通过按压、旋转、上下左右推动的方法，看看是否能找到明显疼痛的条索状或粟粒状的筋结点。

（3）利用点穴拨筋棒的平头端固定在筋结点上，用拨离的手法上下左右拨离 30～50 次。

（4）因点穴拨筋棒质硬，拨筋会比较痛，对消瘦、年纪偏大或痛阈较低的人，可能不耐受疼痛，或没有找到明显筋结点可改用手指指腹依次揉按上述穴位，每个穴位 30～50 下即可。

三、不同类型的腰痛该如何自我判断、针对性解决?

有些人会问我腰痛能不能艾灸、能不能拔罐、能不能刮痧等，大家可以通过以下自我辨识要点初步判断自己腰痛的证型，在使用基本方的同时可进一步使用对应腰痛类型的治疗方案。

（一）肾阳亏虚型腰痛

1. 肾阳亏虚型腰痛伴随症状

多发生在产后及体虚、年老人群，如果这类患者伴腰酸膝软、劳累的时候容易疲倦，怕冷，手足欠温，小便清长，妇女多伴痛经，伸舌看舌淡红，苔薄白的，即可辨识为肾阳亏虚型腰痛。

2. 艾灸好这些部位，帮你补肾阳不腰痛

（1）处理：艾灸。

（2）取穴：1）肾俞、大肠俞、命门、腰阳关、八髎；2）气海、关元、神阙。

（3）简易定位

肾俞：肚脐中作线环绕身体一周，与后正中线之交点即是命门穴，由命门穴旁开双侧各二横指（中示指，约一寸半）处。

大肠俞：髂嵴最高点之联线与脊柱之交点即为第四腰椎棘突下，由此旁开二横指（示、中指）处。

命门：肚脐中作线环绕身体一周，与后正中线之交点。

腰阳关：俯卧，先摸及两胯骨最高点，平这两个最高点的脊椎即第四腰椎其棘下凹陷处。

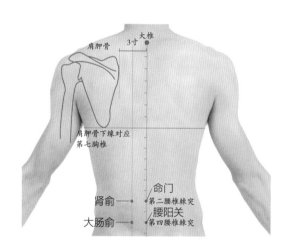

腰阳关、命门、大肠俞、肾俞

八髎：俯卧，骨盆后面，从髂嵴最高点向内下方骶角两侧循摸一高骨突起，此处即是髂后上棘，与之平齐，骶骨正中突起处是第一骶椎棘突，髂后上棘与第二骶椎棘突之间，即第二骶后孔，即

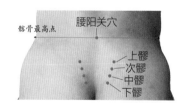

八髎

次髎穴。再取尾骨上方之小圆骨即骶角，两骶角之间为骶管裂孔。然后把中指按在第二骶椎棘突处，小指按在骶管裂孔，示、中、无名、小指等距离分开，各指尖端所指处即上、次、中、下髎。

气海：肚脐直下两横指（约一寸半）处。

关元：脐中直下四横指（三寸）处。

神阙：肚脐中央即是本穴。

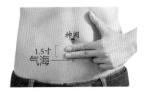　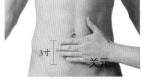　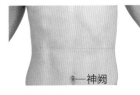

气海　　　　　　　　关元　　　　　　　　神阙

（4）操作方法

1）第一组穴位为腰部相邻的穴位，第二组穴位为腹部相邻的穴位。家里常备一个可以同时插几根艾条的艾灸箱，治疗的时候趴着或平躺着，让家人帮忙把艾灸箱放到腰部及腹部上述穴位即可；腰部及腹部穴位可交替执行。

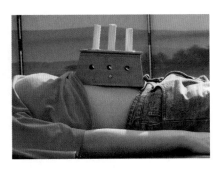

腹部艾灸

2）每个部位艾灸 10~15 分钟，或根据腰痛缓解情况适当延长艾灸时间，微微出汗为宜。

3）如果家里不是很通风，使用艾灸会产生很大烟，或者老年人不宜艾灸，可以用粗盐 250g 加热，用毛巾包裹，烫煨上面穴位即可。

（5）注意事项

1）艾灸注意保暖，不要在空调房或大风口施灸，适当保持空气流通。

2）艾灸后可适当喝热的生姜水或艾叶茶，以助汗出。

3）艾灸过程中，部分患者会出现明显的局部反应，如发麻、排风、排寒、发痒，属于正常现象，不需特殊处理；出现局部有水汽，及时用干毛巾擦拭；出现局部刺痛的感觉，触摸肤温并不高，这种情况保证艾灸的安全距离，可继续艾灸。

4）艾灸后，出现小的水疱一般不用处理，3~5天可以自行吸收；大的水疱需要在医生指导下处理，以免感染。

5）血糖偏高、有感觉障碍的患者慎灸，以免烫伤感染。

（二）风寒阻络型腰痛

1. 风寒阻络型腰痛伴随症状

如果天气变冷或夏日吹空调均会引起诱发腰痛或腰痛加重，夜间痛甚，用热水袋或者照红外线灯疼痛可以缓解，腰部局部肤温偏凉，拘急感，平素怕冷，伸舌看舌苔是薄白的，可辨识为风寒阻络型腰痛。

2. 艾一艾，帮你祛风散寒缓解腰痛

（1）处理：艾灸。

（2）取穴：肾俞、大肠俞、命门、腰阳关、风市。

（3）简易定位

风市：直立，两肩水平，两手下垂，大腿外侧正中线上，当中指尖端所到之处。

其余穴位定位参考肾阳亏虚型。

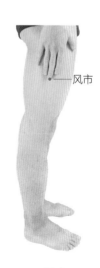

——风市

（4）操作方法：风市可用手持点燃的艾条进行艾灸，也可以用相应的固定架子固定艾条，距离皮肤3~4cm，以被灸者的温感作为标准，感觉适宜即可，灸15~20分钟。

其余穴位操作方法及注意事项参考肾阳亏虚型。

风市

（三）湿热下注型腰痛

1. 湿热下注型腰痛伴随症状

如果腰痛伴有双下肢沉重、腰部汗出黏腻，小便偏黄、口干口渴，女性白带黄有异味，男性小便泡沫明显，伸舌看到舌是偏红，苔黄腻的，可辨识为湿热下注型腰痛。

2. 点刺拔罐，帮你远离湿热下注型腰痛

（1）处理：点刺拔罐。

（2）取穴：委中。

（3）简易定位

委中：腘横纹正中央，两筋之间。

（4）操作方法

1）患者取俯卧位，用75%酒精棉片在委中穴由内到外进行消毒，消毒1~2遍。

2）戴上医用手套，使用安装好的血糖笔对准曲池。

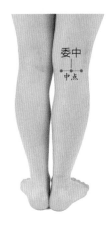

委中

3）按动血糖笔进行点刺，点刺选取穴位及穴位附近1~3处。

4）用小号真空抽气罐固定在穴位上，用真空抽气枪吸气，以罐内形成负压，固定在穴位上。

5）治疗后，用75%酒精棉片消毒，并清理血迹。

6）如果刺血处仍有出血，可用消毒棉球或纱块按压片刻。

7）放血后，局部建议6小时后才洗澡。

（5）注意事项

1）建议大家家里常备一支血糖笔，血糖笔的点刺，操作简单、安全，大家可查看总论部分血糖笔的操作。

2）委中点刺放血，重邪有出路。血糖笔点刺，放血量极少，对身体无伤害，大家可放心使用。

3）不能空腹或者是过度紧张时进行该操作，以免发生晕血、晕针等不适。

4）如有晕血、晕针史或者血小板低下、凝血功能障碍的患者不宜使用。

（四）气滞血瘀型腰痛

1. 气滞血瘀型腰痛有哪些伴随症状？

此类型多有外伤史，或者病程较久，腰部疼痛入夜尤其，甚至彻夜难眠，痛处不移，有时候腰部可见明显瘀络的，舌暗红，有瘀斑瘀点可辨识为气滞血瘀型腰痛。

2. 两个方案，行气化瘀缓解腰痛

处理方法一：拔罐。

（1）取穴：脾俞、肾俞、大肠俞、阿是穴。

（2）简易定位

脾俞：与肚脐中相对应处即为第二腰椎，由第二腰椎往上摸三个椎体，即为第十一胸椎，由其棘突下旁开二横指（约一寸半）处。

肾俞：肚脐中作线环绕身体一周，与后正中线之交点即是命门穴，由命门穴旁开双侧各二横指（中示指，约一寸半）处。

大肠俞：髂嵴最高点之连线与脊柱之交点即为第四腰椎棘突下，由此旁开二横指（示、中指）处。

阿是穴：腰部疼痛的位置。

（3）操作方法

1）患者采用俯卧位，充分暴露操作部位。

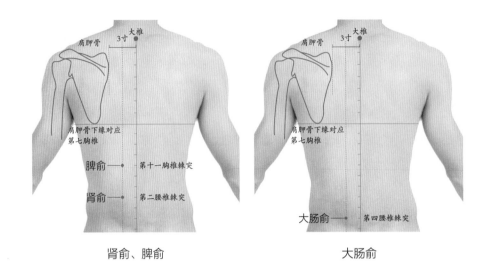

肾俞、脾俞   大肠俞

2）寻找腰部疼痛点，标记好，定义为阿是穴。

3）依次在上述穴位及阿是穴上定罐。

4）用真空抽气枪抽气固定，吸力以患者耐受度为主。

5）留罐时间：10~15分钟。

6）留罐过程中，注意观察皮肤颜色变化或有无水疱。

（4）注意事项

1）拔罐期间注意保暖。

2）拔罐后建议6小时后才洗澡，不宜洗冷水澡。

3）拔罐时间控制在10~15分钟。

4）拔罐出现水疱，小的水疱一般不用处理，2~3天可自行吸收；大的水疱需要在医生指导下处理，以免感染。

5）凝血功能障碍、患有出血性疾病（如血友病、血小板减少、再生障碍性贫血等）的患者不适合使用拔罐。

6）血糖控制欠佳的患者不宜拔罐，如因病情需要拔罐时间不宜超过10分钟。

7）支气管扩张、肺气肿患者背部及胸前不宜拔罐。

8）孕妇不建议拔罐。

处理方法二：委中点刺拔罐。

定位、操作方法及注意事项请参考湿热下注型。

四、李医生温馨提醒

1. 上述方法可有效地缓解腰痛症状，日常可作为治疗使用，也可以当预防所用。

2. 要注意的是临床上肾结石、肾小球肾炎等泌尿系疾病，盆腔炎、妊娠等妇科疾病均可引起腰痛；严重腰椎间盘突出、椎管狭窄、腰椎不稳、椎管肿瘤等也是以腰痛为首发症状，所以如果腰部疼痛难惹，缠绵难愈，伴随血尿、绞痛、下肢放射痛、肌肉萎缩等，一定要及早前往医院行相关检查，以免耽误病情。

3. 妊娠引起的腰痛、腰椎重度滑脱、腰椎骨折、椎管肿瘤等引起的腰痛不在本章范畴。

4. 腰痛反复发作，医院诊断为"腰肌劳损"的情况，除了上述外治法，我们还要注意日常腰部的养护。

    （1）注意腰部保暖：不要让腰腿受凉，如夏日风扇空调直吹、冬泳等。

    （2）防止过度劳累：不宜过度负重，如抱孩子、抱重物、拖地，谨慎做打网球、羽毛球需要腰部力量的运动等。

    （3）站或坐姿势要正确：正确的姿势应该"站如松，坐如钟"，胸部挺起，腰部平直。同一姿势不应保持太久，适当定期进行原地活动或腰背部活动，解除腰背肌肉疲劳。如长时间开车等，注意适时调整好坐姿，腰后放一靠垫等。

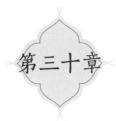

第三十章

足跟痛

一、足跟痛都有哪些具体症状？

大家可能会尝试过这种感觉：走路走多了会脚后跟疼痛；或者早晨起床下地时，脚后跟特别痛，不敢着地，活动一会儿才能缓解，这就是我们所说的足跟痛。跟骨在长期行走站立受到各种方向应力，引起跟骨周围肌肉、肌腱、滑囊、脂肪垫退变以及跟骨内压改变，表现为跟骨周围疼痛的一系列临床症状。

中医认为足跟痛为痹证范畴，发病原因多与老年肾亏劳损，外伤和感受寒湿有关。足跟疼痛明显或病情持续时严重影响我们的日常生活。平时如何去防治呢？现向大家介绍简单容易学会的家庭外治法。

二、点穴拨筋，教你轻松处理足跟痛

1. 处理　点穴拨筋。

2. 取穴　腕骨、大陵、承山、太溪、昆仑。

3. 简易定位

腕骨：在手掌尺侧，当第 5 掌骨基底与钩骨之间的凹陷处（即手背尺侧，三角骨的前边）。

大陵：仰掌，微屈腕关节，在掌后第一横纹上，两筋之间凹陷处。

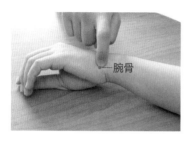 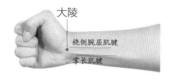

腕骨　　　　　　　　　　　　大陵

承山：腘横纹中央至外踝尖平齐处连线的中点。

太溪：由足内踝尖往后推至凹陷处（当内踝尖与跟腱间之中点）。

昆仑：外踝尖水平线与跟腱外侧的交点，对外踝尖与该交点间的中点。

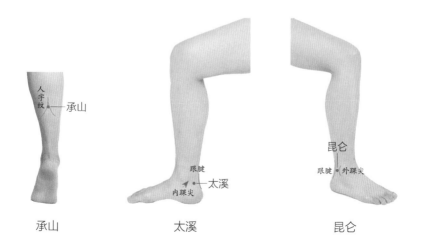

承山　　　　　　　　太溪　　　　　　　　昆仑

4. 操作方法

（1）用大拇指或示指指腹依次抵在上述穴位皮肤上。

（2）指腹不离开皮肤通过按压、旋转、上下左右推动的方法，看看是否能找到明显疼痛的条索状或粟粒状的筋结点。

（3）利用点穴拨筋棒的平头端固定在筋结点上，用拨离的手法上下左右拨离 30～50 次。

（4）因点穴拨筋棒质硬，拨筋会比较痛，对消瘦、年纪偏大或痛阈较低的人，可能不耐受疼痛，或没有找到明显筋结点可改用手指指腹依次揉按上述穴位，每个穴位 30～50 下即可。

三、不同类型的足跟痛，该如何自我辨别、针对处理？

有些人会问足跟痛能不能艾灸、能不能拔罐或能不能刮痧等，大家可以通过以下自我辨识要点初步判断自己足跟痛的证型，在使用基本方之一的同时可进一步使用对应足跟痛类型的治疗方案。

（一）肝肾不足型足跟痛

1. 肝肾不足型足跟痛伴随症状

多发生在体虚及年老人群，如果这类患者伴腰酸膝软、劳累的时候容易疲倦，视物模糊，夜间偶有双下肢抽搐，手足欠温，小便清长，伸舌看舌淡红，苔薄白的，即可辨识为肝肾不足型足跟痛。

2. 艾灸好这些部位，帮你补肝肾解除足跟痛

（1）处理：艾灸。

（2）取穴：1）气海、关元、神阙；2）太溪、三阴交、涌泉、照海。

（3）简易定位

气海：肚脐直下两横指（约一寸半）处。

关元：脐中直下四横指（三寸）处。

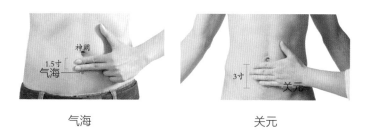

气海 　　　　　　　　　　　　关元

神阙：肚脐中央即是本穴。

太溪：由足内踝尖往后推至凹陷处（当内踝尖与跟腱间之中点）。

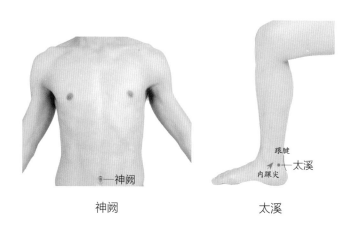

神阙 　　　　　　　　　　　　太溪

三阴交：手四指并拢，小指下边缘紧靠内踝尖上，示指上缘所在水平线在胫骨后缘的交点。

照海：坐位，由内踝尖往下推，至其下缘凹陷处。

涌泉：仰卧或俯卧位，五个足趾屈曲，屈足掌，当足底掌心前面（约足底中线前 1/3 处）正中之凹陷处。

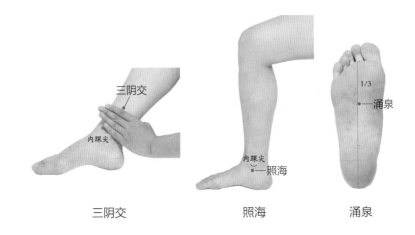

三阴交　　　　　照海　　　　　涌泉

（4）操作方法

1）第一组穴位为腹部相邻的穴位，家里常备一个可以同时插几根艾条的艾灸箱，治疗的时候平躺着，让家人帮忙把艾灸箱放到腹部上述穴位即可。

2）第二组穴位可用手持点燃的艾条进行艾灸，也可以用相应的固定架子固定艾条，距离皮肤 3～4cm，以被灸者的温感作为标准，感觉适宜即可。

3）每组穴位或者每个穴位灸 15～20 分钟，微微出汗为宜。

（5）注意事项

1）艾灸注意保暖，不要在空调房或大风口施灸，适当保持空气流通。

2）艾灸后可适当喝热的生姜水或艾叶茶，以助汗出。

3）艾灸过程中，部分患者会出现明显的局部反应，如发麻、排风、排寒、发痒，属于正常现象，不需特殊处理；出现局部有水汽，及时用干毛巾擦拭；如出现局部刺痛的感觉，触摸肤温并不高，这种情况保证艾灸的安全距离，可继续艾灸。

4）艾灸后，出现小的水疱一般不用处理，3～5 天可以自行吸收；大的水疱需要在医生指导下处理，以免感染。

5）血糖偏高、有感觉障碍的患者慎灸，以免烫伤感染。

（二）气滞血瘀型足跟痛

1. 气滞血瘀型足跟痛伴随症状

此类型病程较久，足跟疼痛入夜尤其，痛处不移，疼痛拒按，早晨起床下地瞬间疼痛难忍，舌暗红有瘀斑瘀点可辨识为气滞血瘀型足跟痛。

2. 两个方案，缓解气滞血瘀型足跟痛

处理方法一：拔罐。

（1）取穴：脾俞、肾俞、委中、承山。

（2）简易定位

脾俞：与肚脐中相对应处即为第二腰椎，由第二腰椎往上摸三个椎体，即为第十一胸椎，由其棘突下旁开二横指（约一寸半）处。

肾俞：肚脐中作线环绕身体一周，与后正中线之交点即是命门，由命门旁开双侧各二横指（中示指，约一寸半）处。

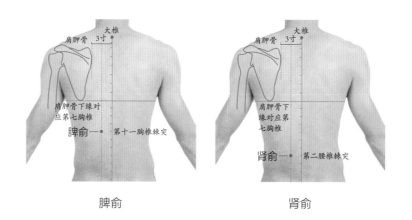

脾俞　　　　　　　肾俞

委中：腘横纹正中央，两筋之间。

承山：直立，足尖着地，足跟用力上提，小腿后正中，肌肉紧张而出现"人"字形，"人"字尖下凹陷处。

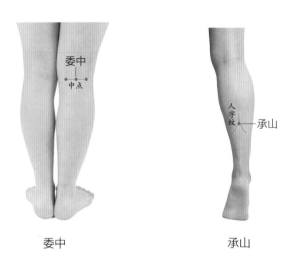

委中　　　　　　　　　　承山

（3）操作方法

1）患者采用俯卧位，充分暴露操作部位。

2）依次在上述穴位及阿是穴上定罐。

3）用真空抽气枪抽气固定，吸力以患者耐受度为主。

4）留罐时间：10~15分钟。

5）留罐过程中，注意观察皮肤颜色变化或有无水疱。

（4）注意事项

1）拔罐期间注意保暖。

2）拔罐后建议6小时后才洗澡，不宜洗冷水澡。

3）拔罐时间控制在10~15分钟。

4）拔罐出现水疱，小的水疱一般不用处理，2~3天可自行吸收；大的水疱需要在医生指导下处理，以免感染。

5）凝血功能障碍、患有出血性疾病（如血友病、血小板减少、再生障碍性贫血等）的患者不适合使用拔罐。

6）血糖控制欠佳的患者不宜拔罐，如因病情需要拔罐时间不宜超过10分钟。

7）支气管扩张、肺气肿患者背部及胸前不宜拔罐。

8）孕妇不建议腰腹拔罐。

处理方法二：刺络拔罐。

（1）取穴：委中。

（2）简易定位

委中：腘横纹正中央，两筋之间。

（3）操作方法

1）患者取俯卧位，用75%酒精棉片在委中穴由内到外进行消毒，消毒1~2遍。

2）戴上医用手套，使用安装好的血糖笔对准委中穴。

3）按动血糖笔进行点刺，点刺选取穴位及穴位附近1~3处。

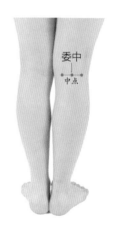

委中

4）用小号真空抽气罐固定在穴位上，用真空抽气枪吸气，以罐内形成负压，固定在穴位上。

5）治疗后，用75%酒精棉片消毒，并清理血迹。

6）如果刺血处仍有出血，可用消毒棉球或纱块按压片刻。

7）放血后，局部建议6小时后才洗澡。

（4）注意事项

1）建议大家家里常备一支血糖笔，血糖笔的点刺，操作简单、安全，大家可查看总论部分血糖笔的操作。

2）委中点刺放血，重在行气活血化瘀。血糖笔点刺，放血量极少，对身体无伤害，大家可放心使用。

3）不能空腹或者是过度紧张时进行该操作，以免发生晕血、晕针等不适。

4）如有晕血、晕针史或者血小板低下、凝血功能障碍的患者不宜使用。

（三）寒湿阻络型足跟痛

1. 寒湿阻络型足跟痛伴随症状

如果天气变冷或夏日吹空调均会引起诱发足跟痛加重，夜间痛甚，疼痛拒按，用热水袋或者照红外线灯疼痛可以缓解，平素怕冷，伸舌看舌苔是薄白的，可辨识为寒湿阻络型足跟痛。

2. 灸一灸，解决寒湿阻络型足跟痛

（1）处理：艾灸。

（2）取穴：足三里、三阴交、涌泉、阿是穴。

（3）简易定位

足三里：坐位屈膝，先确定犊鼻的位置，自犊鼻直下四横指，按压有酸胀感处为此穴。

三阴交：手四指并拢，小指下边缘紧靠内踝尖上，示指上缘所在水平线在胫骨后缘的交点。

涌泉：仰卧或俯卧位，五个足趾屈曲，屈足掌，当足底掌心前面（约足底中线前1/3处）正中之凹陷处。

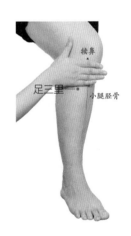

足三里

阿是穴：足跟周围疼痛及压痛点。

（4）操作方法

手持点燃的艾条进行艾灸，也可以用相应的固定架子固定艾条，距离皮肤3~4cm，以被灸者的温感作为标准，感觉适宜即可；每个疼痛

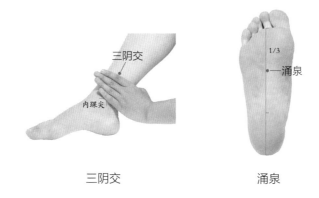

三阴交　　　　　　　　涌泉

部位灸 15～20 分钟，或根据疼痛缓解程度适当延长艾灸时间。

（5）艾灸注意事项请参照肝肾不足型。

四、李医生温馨提醒

1. 上述方法操作简单、安全、有效，可重复使用；如果简单处理后，仍较疼痛，严重影响走路，建议骨科专科就诊或针灸专科就诊。

2. 足跟痛如果长时间没有痊愈，会影响行走的力学平衡，部分人后期会出现腰腿痛，可参照腰痛篇的治疗给予防治。

3. 足跟痛有时候缠绵难愈，特别对于肥胖的人，可结合药物的浸泡，取当归、川芎、制附子、麻黄、苍术各30克，水煎煮30分钟后取药液适量待药冷至温度适当后浸洗脚部，同时用手搓揉足跟，以利药液浸入肌肤，每次15分钟，每日2次。第二次取所剩药液重新煮开待冷却至温度适当后使用，不能加凉开水。